FORMULES

DE
PHARMACIE

POUR LES
HÔPITAUX MILITAIRES
DU ROY,

Avec l'état des Drogues simples qu'i
faut approvifionner, & des Médicamens compofez qui doivent fe trouver
continuellement, ou que l'on emploie
journellement dans les Apothicaireries
de ces Hôpitaux.

Le tout dreffé par ordre du Roy.

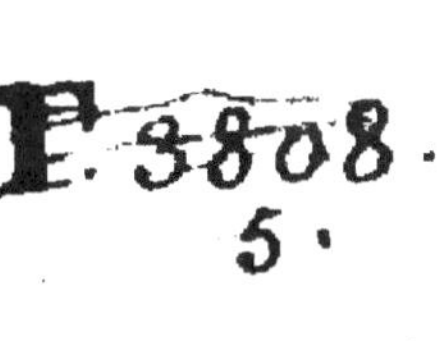

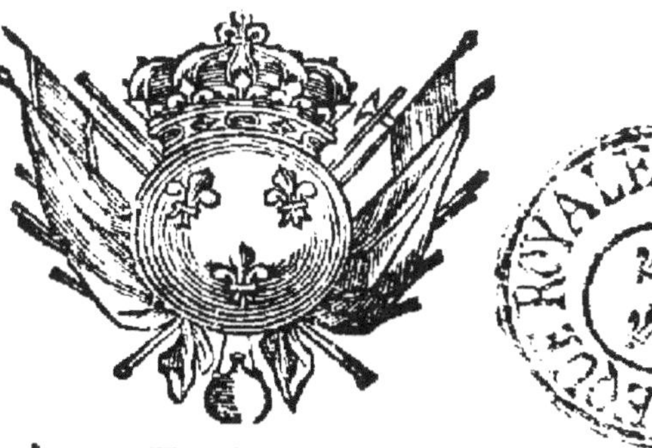

A PARIS,

DE L'IMPRIMERIE ROYALE

M. DCCXLVII.

AVERTISSEMENT.

IL doit y avoir toûjours en approviſionnement dans les Pharmacies des hôpitaux militaires, deux ſortes de remèdes, les uns qu'on appelle Drogues ſimples, & qui étant employez ſur le champ, fourniſſent aux ordonnances que le Médecin & le Chirurgien-Major font journellement à chaque viſite ; les autres qu'on nomme les Compoſitions, & dont on fait une certaine quantité à la fois, proportionnée à celle des malades que chaque hôpital peut contenir, & au temps qu'elles peuvent être gardées ſans altération.

On n'a pas beſoin dans les hôpitaux du Roy, de toutes les drogues ſimples ; il y en a beaucoup d'inutiles, ſoit parce qu'à vertu égale on ſupplée aux unes

iv

par d'autres, foit parce qu'étant trop coûteufes, on peut leur en fubftituer d'auffi bonnes, quoique moins chères. Il étoit donc effentiel de déterminer les Drogues néceffaires pour remplir toutes les indications curatives qui dirigent les ordonnances des Médecins & Chirurgiens, & l'on en donne ici un état dans lequel rien n'eft omis pour cela.

A l'égard des compofitions, il faut en diftinguer de deux efpèces ; les unes peuvent être appellées les grandes compofitions, pour lefquelles on ne peut mieux faire que de fuivre la Pharmacopée de Paris, connue fous le titre de *Codex Pharmaceuticus Parifienfis ;* de ce nombre font la plûpart des compofitions de Chymie, comme les diftillations, les calcinations, les fels, &c. & celles de Pharmacie Galénique, telles que les électuaires, les confections, emplâtres, &c. les autres font les préparations qu'on fait dans le moment des remèdes ordonnez à chaque visite, comme les tisannes composées, les médecines, bols, opiates, cataplasmes, &c. & les formules de ces sortes de compositions ne se trouvent point dans les grandes Pharmacopées. Ce sont ces formules qui font l'objet principal de ce petit ouvrage, & elles étoient d'autant plus nécessaires qu'on a vû les inconvéniens de n'avoir rien de fixe sur cette matière, soit par rapport aux hôpitaux où il n'y a point de formules, soit par rapport à ceux où il y en a d'établies anciennement.

Dans le premier cas on voit qu'il y a un danger évident pour la santé, & même pour la vie des soldats, lorsque l'ordonnance du Médecin & la composition de l'Apothicaire sont arbitraires, parce qu'on ne peut pas les supposer tous également habiles, & qu'en les fuppofant tels pour le préfent, un changement d'Officiers peut apporter une méthode défectueufe dans un hôpital.

Dans le fecond cas il n'eft pas poffible d'imaginer que les formules foient également bonnes dans tous les hôpitaux, & cette différence eft relative à celle de la capacité des Officiers de fanté : enfin on a reconnu des défauts même dans celles qui font bonnes, les unes n'étant pas affez complettes, & alors des maladies particulières ne font point fecourues ; les autres étant trop chargées, & alors l'Apothicaire manquant des drogues néceffaires pour certaines compofitions, il peut y avoir à tout inftant des difcuffions entre le Médecin & l'Entrepreneur qui rigoureufement n'eft point tenu de fournir certaines drogues.

Il étoit donc important d'établir des

formules qui fuſſent 1° uniformes pour tous les hôpitaux militaires, afin de fixer la pratique d'un Médecin ou d'un Chirurgien-Major placez pour la première fois, ou qui paſſant d'un hôpital dans un autre, pourroient être tentez d'y faire des innovations : 2° ſimples, autant qu'il eſt poſſible, & dégagées de ce qui, ſans les rendre plus utiles, les rend trop difficiles pour l'exécution. On croit avoir rempli ces conditions eſſentielles dans les formules publiées par ordre du Roy; on y en a joint quelques-unes pour quelques grandes compoſitions dont les formules ne ſe trouvent point ailleurs, ou que l'on a ſimplifiées.

Enfin comme il y a une très-grande quantité de compoſitions, ſoit chymiques, ſoit Galéniques, & qu'il n'y en a cependant qu'un certain nombre d'abſolument néceſſaire, on les a déterminées par un

a iiij

état de celles qui conviennent dans les hôpitaux militaires; cet état & celui des drogues fimples, dont l'approvifionnement eft indifpenfable, font auffi imprimez à part de façon à préfenter un tableau qui fera attaché dans les Pharmacies, & qui fervira de règle aux Infpecteurs fur ce qu'ils font en droit d'exiger pour le bien du fervice.

ETAT des Drogues simples qu'il est néceffaire de tenir continuellement dans les Pharmacies des Hôpitaux du Roy.

RACINES.

ANGÉLIQUE.
Ariftoloche ronde.
Arrête-bœuf.
Arum.
Bardane.
Benoite.
Calamus aromaticus.
Chardon étoilé, ou Chauffe-trape.
Chardon Rolland.
Chervis.
Chicorée verte.
Chiendent.
Confoude (grande).
Dent de lion.
Enula campana, ou Aunée.
Eryngium.
Flambe-verte.
Fraifier.
Garence, ou *Rubia Tinctorum.*

Gentiane.
Gingembre.
Guimauve verte & sèche.
Jalap.
Ipecacuanha.
Iris de Florence.
Iris du pays.
Lapathum acutum, verte & sèche.
Meum.
Nenufar verd.
Oignon de scille, les écailles sèches.
Oseille.
Panais.
Persil.
Pivoine.
Polypode.
Raifort verd.
Réglisse sèche.
Rhubarbe.
Salsepareille.
Squine.
Valériane (petite) sauvage.

Feuilles.

Absynthe grande & petite.
Ache.
Aigremoine.
Baume de jardin, ou Menthe.

Bétoine.
Bouillon blanc.
Bourroche.
Camomille.
Capillaires.
Centaurée (petite).
Chardon bénit.
Chicorée blanche.
Chicorée sauvage.
Cochlearia.
Cresson.
Dent de lion, ou Pissenlit.
Dictame de Créte.
Germandrée.
Guimauve.
Hysope.
Joubarbe.
Lierre terrestre.
Marrube blanc.
Mauve.
Mélilot.
Mélisse.
Mercuriale.
Morelle verte.
Ortie piquante.
Oseille.
Pariétaire.
Pervenche.

Perſil verd.
Poirée.
Pourpier verd.
Ronce.
Rue.
Sauge.
Scabieuſe.
Scordium.
Séné.
Tanéſie.
Vulnéraires mélangez.

Fleurs & Sommités.

Bouillon blanc.
Camomille Romaine.
Centaurée (petite).
Coquelicot.
Germandrée.
Guimauve.
Hypericum, ou Mille-pertuis.
Lavande.
Macis.
Mauve.
Mélilot.
Mille-feuille.
Muguet.
Nenufar.

Pivoine.
Rofes rouges, ou de Provins.
Safran.
Sureau.
Tanéfie.
Tuffilage.
Verge d'or.

Fruits, Bayes & Semences.

Alkekenge.
Amandes { douces. amères.
Angélique.
Anis.
Aquilegia.
Caffe.
Céleri.
Cochlearia.
Coloquinte.
Coriandre.
Cumin.
Fenouil.
Fenu-grec.
Figues fèches.
Follicules de Séné.
Genièvre.
Gratte-cu.

Gruau d'avoine.
Lin.
Moutarde.
Noix de cyprès.
Orge entier & mondé.
Panais blanc.
Poivre noir.
Poivre de la Jamaïque, ou Têtes de clous.
Pruneaux.
Ris.
Seigle.
Semen contrà vermes.
4 Semences froides.
Son de froment.
Sumac.
Talitron.

E'corces.

Cannelle.
Cannelle blanche.
Grenade.
Macis.
Quinquina.

Bois & Excroiffances.

Agaric.
Gayac.

Gui d'épine.
Kermès.
Noix de gale.
Santal citrin & rouge.
Saffafras.

Plantes marines.

Coraline.
E'ponge.

Animaux.

Blanc de Baleine.
Cantharides.
Castoreum.
Cloportes.
Coquilles d'œufs préparées.
Corne de Cerf rapée.
Crâne humain.
Vipères sèches.
Yeux d'E'creviffes.

Gommes, Réfines, Baumes & Sucs épaiffis.

Aloès.
Ammoniaque.
Arabique (gomme).
Affa fœtida.

Baume de copaü.
Baume dur du Pérou.
Benjoin.
Cachou brut.
Caſſonade blanche & rouſſe.
Camphre.
Cire blanche & jaune.
Colophone.
E'lémi.
Encens.
Galbanum.
Gutte.
Manne.
Miel blanc & jaune.
Myrrhe.
Opium.
Poix réſine.
Poix de Bourgogne.
Poix noire, Tare, ou Goudron.
Sarcocolle.
Scammonée.
Styrax liquide.
Suc de Régliſſe d'Eſpagne.
Térébenthine groſſe.
Térébenthine fine de Straſbourg.
Tartre blanc.

Minéraux.

Minéraux.

Antimoine d'Auvergne.
Cérufe.
Chaux de plomb.
Limaille de fer.
Litarge.
Mercure coulant.
Minium.
Orpiment.
Pompholyx, ou *Nil album.*
Verdet, ou Verd-de-gris.

Terres.

Bol rouge.
Craie blanche.

Pierres.

Chaux vive, dans des bouteilles bien bouchées.
Pierre hæmatite.

Sels.

Alun de roche.
Ammoniac.
Borax.
Couperofe blanche, ou Vitriol blanc.

Nitre.
Tartre blanc.
Vitriol bleu, ou de Chypre.
Vitriol verd.

Bitumes.

Soufre.

Huiles.

De Noix.
D'Olive.
De Lin.

E'TAT des Médicamens composez que l'on emploie journellement dans les Pharmacies des Hôpitaux du Roy.

BOISSONS.

APOZÈMES.
Infusions.
Tisanes.

Espèces.

Amères.
Carminatives.
Céphaliques.
Contre l'Asthme.
Cordiales.
Diurétiques.
Stomachiques.
Pectorales.

Sirops.

De Coins.
De Coquelicot.
De Diacode.

De Guimauve.
De Nerprun.
D'Œillets.
Univerſel, ou de longue vie.

Conſerves.

De Cynorrhodon.
De Roſes rouges.

Tablettes.

Pectorales.
Purgatives.
De Soufre.

Extraits.

Extrait ſec d'Elixir de propriété.
De *Cochlearia.*
De Genièvre.

Poudres de matières animales.

Cantharides.
Cloportes.
Coquilles d'œufs.
Corne de Cerf préparée.
Yeux d'Ecreviſſes préparez.
Vipères.

Poudres de matières minérales.

Antimoine préparé & lavé.
Bol rouge, lavé.
Cachou.
Cérufe.
Craie de Champagne, lavée.
Pompholyx.

Poudres des Végétaux.

Amidon.
Centaurée (petite).
Coloquinte fans pepins.
Coraline.
E'corces de Grenade.
Germandrée.
Gentiane.
Gomme arabique.
Guimauve.
Jalap.
Iris de Florence.
Ipecacuanha.
Kermès (graine de).
Quinquina.
Réglifſe.
Safran.
Scammonée.
Trochifques blancs de Rhafis.

Poudres composées.

Antihectique de Poterius.
Antimoine diaphorétique.
Balsamique.
Colcothar.
Cornachine, ou *de tribus.*
Crocus metallorum.
D'E'lixir de propriété.
Fleur de Soufre.
Kermès minéral.
Pierre médicamenteuse.
Safran de Mars.

Eaux distillées & Liqueurs.

Benite, simple, & composée.
De Cannelle.
De Chaux, première.
De Chaux, seconde.
Cordiale, pour les Défaillances.
Eau vulnéraire, dite d'Arquebusade.
Essence de Rabel.
Essence vulnéraire de M. Geoffroy.
De Mélisse, composée.
Minérale, avec la boule.
De Neige.
De Plantin.
De Rosée.

De Roses.
Stiptique.

Vins {
aromatique.
émétique.
miellé.

Esprits & Liqueurs acides.

Eau de vie.
Eau forte.
Esprit de vin.
Esprit de vin camphré.
Esprit de *Cochlearia.*
Esprit de nitre.
Esprit ou Essence de térébenthine.
Esprit de vitriol.
Esprit volatil, aromatique huileux.
Huile de vitriol.

Elixirs & Teintures.

Elixirs {
de propriété.
de Garus.

Gouttes anodines.
Lilium de Paracelse.

Teintures {
d'Aloès.
de Cachou.
de Mars.
de Myrrhe.
d'Opium.

Baumes.

Acouſtique, ou pour la ſurdité.
D'*Arcœus.*
Du Commandeur.
De *Fioraventi.*
De Soufre, aniſé.
De Soufre, térébenthiné.
Tranquille.
Univerſel.

E'lectuaires, Opiates & Confections.

Diaſcordium.
Fébrifuge ſimple.
D'Hyacinthe.
Orviétan.
Philonium Romanum.
De Salomon.
Thériaque.

Purgatifs.

Catholicon double.
Confection hamech.
Diaphœnix.
Fébrifuge purgatif.
Hiera Picra.
Lénitif fin.

Miels.

Miels.

Despumé.
Rosat.

Pilules.

Balsamiques de Morton.
De Cynoglosse.
De la Masse térébenthinée.
Mercurielles.
Savonneuses.

Sels.

Ammoniac { purifié. / volatil.

Arcanum duplicatum crystallisé.
Cassonade blanche & rousse.
De Corne de Cerf, volatil.
Crème de tartre.
D'Ebsom, ou Purgatif amer.
De Glauber.

Nitre { fixé par le tartre. / purifié.

De potasse, purifié.
De Saturne.
Sédatif de Homberg.
De Seignette.

Tartre { émétique. / martial, soluble. / vitriolé, crystallisé.

Préparations mercurielles.

Æthiops minéral.

Cinabre artificiel.

Eau mercurielle.

Mercure $\begin{cases} \text{doux, ou } \textit{Aquila alba.} \\ \text{fublimé corrofif.} \end{cases}$

Onguent *Neapolitanum.*

Panacée mercurielle.

Pilules mercurielles.

Précipité rouge.

Cauftiques.

Alun calciné.

Eau mercurielle.

Pierre à cautère.

Pierre infernale.

Trochifques de *Minium.*

Huiles & Graiffes.

Blanc de Baleine.

Graiffes $\begin{cases} \text{de Mouton.} \\ \text{de Porc.} \end{cases}$

Huiles $\begin{cases} \text{d'Amandes amères.} \\ \text{d'Amandes douces.} \\ \text{de Camomille.} \\ \text{de petits Chiens.} \\ \text{d'}\textit{Hypericum,} \\ \text{Rofat.} \end{cases}$

Savon blanc.

Onguens.

Althæa.
Basilicum.
Blanc *Rhasis.*
Cérat de Galien.
Digestif ordinaire.
Digestif des Résines.

Linimens pour $\begin{cases} \text{la Brûlure.} \\ \text{les Hémorrhoïdes.} \\ \text{le Rhumatisme.} \end{cases}$

De la mere.
Mondicatif.
Neapolitanum.
Ophthalmique.
Populeum.
Rosat.
Ad scabiem.
De Stirax.

Emplâtres.

De Céroine.
De Cigue.
Diachilum gommé.
Diabotanum.
Diapalme.
De Vigo cum Mercurio.
De Nuremberg.
Vesicatoire.

EXPLICATION DES CARACTERES ET DES ABRÉVIATIONS.

℞. *signifie* . . . Prenez.

℔ . . . . la livre de 16 onces poids de marc.

℥ . . . . once.

ʒ . . . . gros *ou* drachme.

 Э . . . . scrupule *ou* 24 grains.

gr. . . . . grain.

ſ. . . . . sceau.

p. . . . . pinte mesure de Paris, *ou* 2 livres.

man. . . . . . . poignée.

pug. . . . . . . pincée.

gutt. . . . . . . goutte.

ſ. q. . . . . . . suffisante quantité.

ß . . . . demi.

a̅a̅ . . . . partie égale.

n.° . . . . la quantité par nombres.

b. m. . . . . . . au bain-marie.

ſ. a. . . . . . . selon les règles de l'art.

N.ª . . . . observez que

FORMULES

FORMULES
DE
PHARMACIE,

Pour la compoſition des Remèdes que l'on emploie journellement.

ARTICLE I.

Tiſanes & Boiſſons altérantes.

TISANE COMMUNE OU SIMPLE.

℞. DE l'Orge entier, bien net... ℥ iv.
 Racines de Chiendent ratiſſées,
  coupées menu & concaſſées.. ℨ j.
 Régliſſe sèche, écraſée & effilée. ℨ ij.
 Eau. . . . . *p.* xiij.

*Faites bouillir le tout dans un grand vaiſſeau,
écumez la tiſane lorſqu'elle bouillira, rempliſſez*

A

*le vaiſſeau à meſure que l'eau diminuera. Lorſ-
que la tiſane ſera bien cuite & bien colorée, après
demi-heure d'ébullition retirez le vaiſſeau du feu.
Lorſque la liqueur ſera dépoſée, verſez-la dans
des vaiſſeaux convenables pour la garder.*

> *N.ᵃ Au défaut de régliſſe il faudroit
> employer du ſuc de régliſſe d'Eſpagne ;
> on le coupe en petits morceaux, & dans
> la doſe preſcrite pour treize pintes d'eau,
> on y ajoûteroit une once de ce ſuc.*

DOSES
POUR LA TISANE COMMUNE.

Eau ſimple.	Orge.	Chiendent.	Régliſſe.
1 ſ. ou 13 p.	℥ iv.	℥ j.	℥ ij.
2 ſ. ou 26 p.	℥ viij.	℥ ij.	℥ iv.
4 ſ. ou 52 p.	℔ j.	℥ iv.	℥ viij.
8 ſ. ou 104 p.	℔ ij.	℥ viij.	℔ j.
16 ſ. ou 208 p.	℔ iv.	℔ j.	℔ ij.
32 ſ. ou 416 p.	℔ viij.	℔ ij.	℔ iv.

TISANE NITRÉE.

℞. Tiſane commune. . . . . *p.* iv.

Nitre purifié, en poudre. . . . ʒ j.

Faites fondre le nitre dans la tiſane.

TISANE AIGRELETTE.

℞. Tisane commune. . . . . *p.* iij.
  Esprit de Vitriol. . . . . . . *gutt.* xl,
    ou jusqu'à une légère acidité.

Conservez cette tisane dans des cruches de grès.

TISANE DE GRAINE DE LIN.

℞: Graine de Lin. . . . . ʒ j.
Lavez-la & l'enfermez dans un nouet.
Faites-la infuser légèrement pendant quatre heures dans
  Tisane commune. . . . . *p.* ijo
    Puis retirez le nouet.

TISANE DE GRANDE CONSOUDE.

℞. Tisane commune toute bouillante. *p.* iij.
  Racine fraîche de grande Con-
    soude bien lavée & coupée
    par rouelles minces . . . . . ʒ iij.
Faites bouillir le tout cinq à six bouillons,
puis retirez la tisane du feu.

TISANE DE GRUAU.

℞. Gruau nouveau de l'année. . . ℥ vj.

Faites-le bouillir dans quatre pintes & chopine d'eau réduites à quatre pintes.

Lorsque la tisane bouillira, il faut avoir soin de l'écumer ; après quoi on retire le coquemar du feu ; lorsque le marc est précipité on coule la tisane.

N.ª On peut faire aussi avec du son de froment une pareille boisson, en suivant la même proportion.

TISANE DE RIS.

℞. Ris bien net. & bien lavé . . . ℥ j.

Faites-le bouillir & crever dans quatre pintes d'eau.

Lorsqu'il sera crevé, la tisane sera faite.

TISANE DE RAPURE DE CORNE DE CERF.

℞. Rapure de corne de Cerf. . . ℥ j. ß.

Faites-la bouillir dans cinq pintes d'eau réduites à quatre.

Puis coulez la tisane lorsqu'elle sera refroidie.

TISANE DE SQUINE.

℞. Squine coupée menu. . . . . . . ℨ j.

Faites-la bouillir dans ſ. q. d'eau réduite à une pinte.

TISANE DE LAPATHUM.

℞. Racines vertes de Patience ſauvage,
ou Lapathum. . . . . ℨ j. ß.

Coupez-les par rouelles ; ſi elles ſont sèches, n'en prenez que quatre gros, & concaſſez-les. Ajoûtez-y

Régliſſe sèche effilée . . . . . . ℨ j.

Faites-les bouillir dans cinq demi-ſeptiers d'eau commune réduite à une pinte.

TISANE VULNERAIRE.

℞. Herbes vulnéraires aſſorties. . . . ℥ iij.

Mettez-les dans un vaiſſeau à infuſion, & verſez deſſus

Tiſane commune toute bouil-
lante. . . . . p. vj.

Tenez le tout en infuſion quelques heures, puis coulez.

TISANE ASTRINGENTE.

℞. Roses rouges de Provins, sèches &
  grossièrement pilées . . . . ʒ j. ß.

Mettez-les dans un vaisseau à infusion,
& versez dessus

  Tisane commune aigrelette. . . . *p.* iij.

Ajoûtez-y

  Orties piquantes concassées... *pug.* ij.

  ou un pied de Joubarbe écrasée.

Mettez infuser le tout au bain-marie pendant
six heures, puis coulez la tisane.

DÉCOCTION BLANCHE
ou TISANE BLANCHE.

℞. Corne de Cerf calcinée au blanc,
  puis passée au porphyre . . . ʒ ij.
  de la mie de Pain blanc. . . . ℥ ij.

Triturez-les ensemble dans un mortier de marbre
avec un pilon de bois, pour émietter le pain, de
forte qu'il se charge de la poudre de la corne de
cerf ; faites-les bouillir dans deux pintes &
chopine d'eau réduites à deux pintes, en forte
que la liqueur devienne blanche.

Passez alors la liqueur à travers une étamine
sans expression, puis faites-y fondre

Caſſonade blanche. . . . . ℥ iij.

Lorſqu'elle ſera refroidie, ajoûtez-y

Eau de Cannelle *quelques gouttes.*

N.ᵃ *Au défaut de pain blanc on y ſubſtitueroit une once de ris bien net, & réduit en poudre fine.*

TISANE PECTORALE.

℞. Tiſane commune. . . . . *p.* xiij.

Ajoûtez-y

Figues sèches coupées menu. ⎱
Racines de Guimauve cou- ⎰ $\overline{aa}$ ℥ j.ß.
pées par rouelles minces. ⎰

Fleurs de Coquelicot. . . . . . ʒ iv.

Fleurs de Tuſſilage. . . . . . . ʒ ij.

Racine sèche d'Enula Campana en poudre groſſière . . . . . ʒ j.

N.ᵃ *Au défaut des fleurs sèches de Tuſſi-lage on pourroit avoir recours à la racine fraîche, ou aux jeunes pouſſes de cette plante, dont on employeroit demi-once.*

TISANE DIURÉTIQUE.

℞. Tiſane apéritive. . . . . *p.* vj.

Ajoûtez-y ⎱ Fruits d'Alkekenge. ⎰ $\overline{aa}$... n.° xij.
⎰ de Gratte-cul. ⎱

TISANE APÉRITIVE.

℞. Racines de Chiendent . . . . . ℥ ij.
       de Réglisse sèche. . . . ʒ iij.
       de Dent de Lion.
       d'Oseille. . . . .
       d'Arrête - Bœuf. . $\overline{a\,a}$ . . . ℥ j.
       de Chardon-Roland. . . . .
       de Persil. . . . .

Faites bouillir le tout dans s. q. d'eau pour cuire les racines, & réduire cette liqueur à six pintes, auxquelles on ajoûtera

Nitre purifié. . . . . ʒ ij.

N.ª *Au défaut des racines fraîches on aura recours aux sèches, & alors au lieu d'une once on n'en employeroit que trois gros.*

TISANE ANTINÉPHRÉTIQUE.

℞. E'corce sèche de Racine de Chardon
     étoilé, coupée menu & grossière-
     ment pulvérisée. . . . . . . ʒ ij.
     Têtes de Pavot blanc, brisées
     menu. . . . . n.º iij.

Faites bouillir le tout dans s. q. d'eau pour avoir quatre pintes de tisane ; ajoûtez-y

Nitre purifié. . . . . ʒ ß.

Tisane sudorifique simple, ou Tisane des Bois.

℞. Racines de Squine coupées par rouelles. . .
      de Salfepareille fendue en long . . .
      de Bardanne . . . . . }$\overline{aa}$ . . . ℥ j.
Bois de Gayac rapé . . . .
      Saffafras rapé . . . . . . ℥ iv.
Graine 'd'Anis concaffée . . . . ℥ j. ß.
Antimoine d'Auvergne concaffé & enfermé dans un nouet . . ℥ vj.
Sel purgatif amer . . . . ℥ j.

On fera infufer ces drogues pendant douze heures chaudement dans un vaiffeau fermé, dans fix pintes d'eau bouillante, après quoi on fera bouillir la liqueur jufqu'à la réduction de cinq pintes, qu'on refervera fur le marc.

    N.ᵃ On aura attention de ne mettre le Saffafras & l'Anis dans le vaiffeau, qu'à la fin de l'ébullition, afin que l'odeur de ces deux matières fe conferve dans la tifane. On pourra auffi faire rebouillir fur le marc un même volume d'eau, pour faire une petite boiffon ordinaire à mêler avec le vin aux repas.

TISANE ANTISCORBUTIQUE.

℞. Racines sèches de Bardanne. . . . ℥ ij.

Réglisse sèche concassée & effilée. ʒ vj.

Faites bouillir le tout dans sept pintes d'eau réduites à six.

Pendant que la tisane se fera, mettez dans une cruche de grès,

Racines de Raifort fraîches, dé-
coupées. . . . . ℥ ij.

Racines sèches d'Enula Campana concassées. . . . . ʒ ij.

Feuilles vertes de Cochlearia hachées. . . . . *man. j.*

Versez dessus la tisane bouillante, & lorsqu'elle sera faite, ajoûtez-y

Suc d'Oseille. . . . . ℥ j.

N.ᵃ Dans le cas où l'on ne trouveroit point de feuilles vertes de Cochlearia, on pourroit y substituer deux gros de graine de Cochlearia concassée, ou autant de graine de Moutarde, ou de la fleur de Houblon écrasée, pour qu'elle donne sa vertu.

Hydromel simple.

℞. Miel blanc. . . . . ℥ j.

On le fera fondre dans une pinte d'eau.

Lorsqu'elle aura jeté un bouillon ou deux , on retirera le coquemar du feu pour enlever l'écume, puis on coulera la boisson.

Hydromel contre l'Asthme.

℞. Racines d'Enula ou Aunée sèche en
    poudre grossière. . . .⎫
Racines de Meum sèches⎬ $\overline{aa}$... ʒ ij.
  & concassées. . . . . .⎭

Faites bouillir les racines deux ou trois bouillons dans f. q. d'Hydromel simple, pour qu'il en reste huit pintes.

Mettez dans un vaisseau clos

Feuilles de Lierre terrestre⎫
  vertes , & d'Hysope ,⎬ $\overline{aa}$ *man.* ij.
  hachées menu. . . . .⎭

Puis versez par dessus, les huit pintes de la décoction susdite, pour que le tout infuse jusqu'à ce que la liqueur soit presque refroidie. Alors coulez le tout, & exprimez les herbes.

N.ª *En hiver, mettez-y*

Feuilles de Lierre terrestre sèches.. ʒ j.
Plantes de Céleri épluchées &
  coupées menu. . . . . . . n.º ij.

EAU TÉRÉBENTHINÉE.

℞. De la masse huileuse de Térébenthine. . . . . ℥ ß.

Faites-la dissoudre dans

Une forte infusion de Feuilles
de Persil. . . . . ℔ ij.

N.ª *En hiver on pourroit substituer
la racine aux feuilles.*

EAU DE BOULLE DE MARS.

℞. Safran de Mars préparé par le Tartre
en poudre fine. . . . . ℥ ß.

*Mettez cette poudre dans une bouteille
ou caraffe qui tienne pinte, versez dessus
une pinte d'eau chaude ou froide.*

*Agitez bien la liqueur, laissez reposer le tout;
& lorsque la liqueur aura pris la couleur de
petite biére blanche, survuidez-la dans un autre
vaisseau.*

*Cette eau imite les Eaux Minérales, &
l'on peut, selon le besoin, la rendre purgative.*

ARTICLE II.

*Des Espèces pour les Apozèmes ou Boissons
en forme de Thé, pour servir de base
aux différentes potions au lieu des Eaux
distillées simples.*

OBSERVATION GÉNÉRALE
pour les Espèces qui suivent.

*Outre les tisanes communes on aura recours
aux espèces pour faire des boissons qui seront
encore plus appropriées à la maladie ; on en fera
des infusions, en employant depuis vingt-quatre
grains jusqu'à un demi-gros de chacune des
espèces que l'on fera infuser comme du Thé
dans une pinte d'eau bouillante ; on y pourra
ajoûter, ou du miel, ou de la cassonade blanche,
ce qui tiendra lieu d'apozème.*

ESPÈCES PECTORALES.

℞. Racines sèches de Guimauve.
                de Polypode. } $\overline{a\,a}$ ... ℥ j.
                de Réglisse. ..
Feuilles sèches de Capillaire.
                d'Hysope. ... } $\overline{a\,a}$ ... ʒ vj.
                de Lierre ter-
                restre. ....

Fleurs sèches d'Hypericum,
    ou de Mille-pertuis
    de Tuffilage... } $\overline{a\,a}$... ʒ ij.
    de Coquelicot.

Hachez féparément les racines, incifez en- *fuite les feuilles très-menu, puis les fleurs; paffez* *le tout à travers une paffoire, pour en faire un* *mélange exact que l'on confervera fèchement dans* *un vaiffeau fermé.*

Lorfqu'on voudra faire prendre du lait coupé, *on pourra le couper avec l'infufion de ces efpèces.*

Espèces contre l'Asthme.

℞. Racines sèches de Meum....
    d'Iris de Flo-
    rence. . . . } $\overline{a\,a}$.. ʒ j.
    de Calamus
    aromatique.
    d'Enula Campana. ʒ iij.
    de Régliffe. . . . ℥ ij.
Feuilles sèches d'Hyfope. . . }
    de Lierre ter- } $\overline{a\,a}$.. ℥ j.
    reftre. . . .
    de Marrube blanc.. ʒ iij.
Fleurs sèches de Mille-feuille. } $\overline{a\,a}$.. ʒ ij.
    de Sureau. ....

Fleurs sèches de Melilot. . . . . . ℥ ß.

Graine d'Anis. . . . . ℥ j.

Bayes de Genièvre . . . . ℥ ij.

Bois de Saffafras. . . . . ℥ iij.

Incifez le tout, comme il a été dit ; faites-en un mélange exact, confervez fèchement ces efpèces dans un vaiffeau fermé.

ESPÈCES CÉPHALIQUES.

℞. Racines sèches de petite Valeriane
      fauvage. . . . . ℥ ß.
      de Pivoine. . . .⎱
      de Polypode.⎰ $\overline{aa}$ . . . ℥ j.

Branches tendres de Gui d'Epine,
   ou de Pommier, ou tirées de
   deffus tout autre arbre. . . ℥ j. ß.

Feuilles sèches de Bétoine. . . . . ℥ j.

Fleurs sèches de Pivoine, de Mu-
     guet, ou de Tilleul. ℥ j.
     de Lavande. . . . . ℥ iij.

Coupez & incifez les racines très-menu, auffi-bien que les fleurs ; faites un mélange exact du tout, pour être enfermé fèchement.

ESPÈCES CORDIALES.

℞. Racines sèches de Bardanne. . . . . ℥ j.

d'Angelique odo-
rante. . . . . . ℨ iij.

de Benoîte. . . . . ℥ j.

de Réglisse. . . . . ℥ j.

Feuilles de Melisse. . . . .
de Chardon béni. .
de Bouroche. . . . $\overline{aa}$ .. ℥ j.
de Scabieuse. . . .

Fleurs de Verge d'Or. . .
de Roses de Provins. $\overline{aa}$ ... ℨ j.

Têtes de Clouds ou Poivre de
la Jamaïque. . . . . ℨ iij.

*Incisez menu avant que de faire le mélange,
comme il est déjà dit, & conservez ces espèces
sèchement dans des vaisseaux fermez.*

ESPÈCES STOMACHIQUES
& CARMINATIVES.

℞. Racines sèches de Panais. . . . .
de Chervis. . .
de Persil. . . . . $\overline{aa}$ ... ℥ j.
de Calamus
aromatique.

Feuilles

Feuilles sèches de Baume de jardin. . . . $\left.\vphantom{\begin{array}{c}a\\a\end{array}}\right\}\overline{a\,a}$ . . . ℥ j.
　　　　　de Sauge. . .

　　　　　de petite Abſynthe. ℥ ß.

Fleurs sèches de Camomille Romaine. . . . . . . ℥ j.

　　　　　de Lavande. . . . ℥ ß.

Graines d'Angelique. . . . $\left.\vphantom{\begin{array}{c}a\\a\\a\\a\end{array}}\right\}\overline{a\,a}$ . . . ʒ ß.
　　de Céleri. . . . .
　　d'Anis. . . . . . .
　　de Coriandre. . . .

Bayes de Genièvre. . . . . ʒ j.

Faites du tout des eſpèces, comme il eſt dit.

ESPÈCES AMÈRES.

℞. Racines sèches de Gentiane. . . . ℥ ij.

　　　　　d'Ariſtoloche ronde. ℥ j.

Feuilles sèches de grande Abſynthe. . . $\left.\vphantom{\begin{array}{c}a\\a\\a\end{array}}\right\}\overline{a\,a}$ . . . ℥ j.
　　de Germandrée. . . .

　　de Scordium. . . . ʒ j.

　　de Tanefie. . . . . ʒ ij.

Fleurs sèches de petite Centaurée. . . .
de Camomille
de Sureau. . . . } $\overline{a\,a}$ ℈ iv.

*Faites du tout un mélange exact après avoir
incisé très-menu.*

ESPÈCES DIURÉTIQUES.

℞. Racines sèches de Guimauve.
de Bardanne. .
de Chausse -
trape. . . . .
de Persil. . . . } $\overline{a\,a}$ ... ℥ j.

Feuilles sèches de Pariétaire. .
de Guimauve.
de Persil. . . } $\overline{a\,a}$ ... ℥ j.

Fleurs sèches de Mauve. . . .
de Bouillon
blanc. . . . } $\overline{a\,a}$ ℥ iij.

Graine de Lin entière. . . . . ℥ iv.

*Après avoir incisé menu ce qui peut l'être,
passez & mélangez le tout, gardez les espèces
dans un vaisseau fermé.*

ESPÈCES ASTRINGENTES.

℞. Rofes de Provins. . . . . ℨ j.
E'corce de Grenade. . . . . . . ℥ ß.
Noix de Cyprès. . . . . ℨ j.
Noix de Gale. . . . . .⎱
Grappe de Sumach. . . .⎰ $\overline{aa}$ . . . ℨ ß.
Feuilles de Pervenche . . . . . ℥ ß.
Semences de Taliƈtrum. . . . . ℨ j.
Cachou brut. . . . . ℨ ß.

Concaffez, incifez, pulverifez groffièrement,
& faites des efpèces aftringentes.

La dofe de toutes ces efpèces eft depuis vingt
jufqu'à trente grains par livre de liqueur.

ARTICLE III.

Des Apozèmes.

APOZÈME RAFRAICHISSANT.

℞. Racines d'Oseille, coupées par morceaux. . . . . ℥ ij.

*Faites-les cuire dans f. q. d'eau à la
réduction de trois pintes.*

Ajoûtez fur la fin de l'ébullition

Feuilles de Laitue ou de Chicorée
blanche. . . . . *man.* ß.

Pourpier monté, côtes & feuilles
hachées menu. . . . . *man.* j.

ou à leur défaut

Pourpier fauvage. . . . }
Feuilles d'Oseille. . . . } $\overline{aa}$ *man.* ß.

*Lorfque ces plantes feront amorties, coulez
la liqueur, & ajoûtez fur chaque pinte*

Sel de Glauber. . . . . ʒ j.

N.ᵃ *Dans les tems de gelée où l'on
ne pourra pas avoir les plantes ra-
fraîchiffantes, on ajoûtera avec la
racine d'Oseille, une pomme acide*

coupée par tranches, & un demi-
gros de crême de Tartre par pinte
d'Apozème.

APOZÈME AMER.

℞. Racines de Patience sauvage les plus
jaunes, & coupées par rouelles. ℥ ij.

Faites-les bouillir dans trois pintes &
demi d'eau commune réduites à trois pintes.

Ajoûtez-y
Feuilles de Bouroche . . . . ⎫
    de Chicorée sauvage. ⎬ $\overline{a\,a}$ man. j.

Lorsque ces plantes seront amorties, coulez la
liqueur, & sur chaque pinte dissolvez-y

Sel de Glauber. . . . . ℥ j.

N.ª Dans les tems de grandes gelées
on aura recours à la feuille de Pis-
senlit, ou à la racine qui s'employera
pour cette dose au poids d'une once.

Apozème béchique.

℞. Racines de Guimauve, fraîches
& coupées par
rouelles . . . .
de Polypode sec,
bien net & ré-
duit en poudre
grossière. . . . } $\overline{aa}$.. ℥ ß.

Racines de grande Con-
soude. . . . .
& de Réglisse en pou-
dre grossière. . } $\overline{aa}$.. ʒ ij.

Fleurs de Coquelicot. . . . *pug.* ij.

Faites infuser le tout pendant quelques heures dans quatre pintes de tisane pecto- rale ci-dessus décrite & toute bouillante; & après une légère ébullition, coulez la liqueur, & dissolvez-y sur chaque pinte,

Cassonade ou Miel blanc. . . . ℥ ß.

N.ᵃ *En hiver on aura recours aux espèces pectorales.*

APOZÈME APÉRITIF.

℞. Tifane diurétique bouillante... *p.* iv.
Racine de Rubia Tinctorum, vul-
gairement nommée Garence,
en poudre groffière. . . . ʒ j. ſs.
Après une légère ébullition, jettez-y
Fleurs sèches de Sureau . . . *pug.* j.
Puis faites-y fondre
Sel de Glauber. . . . . ʒ iv.
Edulcorez chaque pinte avec
Caffonade. . . . . ʒ iij.

APOZÈME ANTISCORBUTIQUE.

℞. Feuilles vertes de Cochlearia hachées
menu. . . . . *man.* j.
Racines de Raifort rapées ou
coupées menu. . . . . ʒ ij.
Verfez deffus
Tifane antifcorbutique froide. *p.* j. ſs.

*Bouchez le vaiffeau, & mettez-le au
bain-marie pendant deux heures, puis
coulez la liqueur avec expreffion du marc,
ajoûtez fur chaque pinte*
Sel Ammoniac purifié. . . . *gr.* xij.
Sel de Glauber. . . . . ʒ j.
Caffonade. . . . . ʒ ſs.

APOZÈME FÉBRIFUGE SIMPLE.

℞. Quinquina en poudre grossière... ℥ j.
Racine de Gentiane coupée
　par rouelles minces. . .
Feuilles & fleurs de petite
　Centaurée incisées menu. } $\overline{a\,a}$... ʒ j.
de Germandrée. . . . . .
Sel d'Ebsom. . . . . . .

Faites bouillir le tout dans deux pintes & demi
d'eau réduites à deux pintes, puis coulez.

APOZÈME FÉBRIFUGE PECTORAL.

℞. Apozème fébrifuge simple sans Sel
　d'Ebsom. . . . . *p.* ij.
　　Faites - y bouillir
　Racine de Guimauve coupée. . . ʒ ij.
　Fleurs de Coquelicot...
　　de Tussilage. . . . . } $\overline{a\,a}$.. *pug.* ij.
ou Feuilles sèches de Lierre terrestre. ʒ ß.

Coulez, & dans chaque pinte de liqueur
faites dissoudre
　Cassonade. . . . . ʒ iij.

　　N.ᵃ *En hiver on pourra faire cet apozème*
　　en joignant une pincée d'espèces pecto-
　　rales à l'apozème fébrifuge simple.
　　　　　　　　　　　　　APOZÈME

APOZÈME FÉBRIFUGE PURGATIF.

℞. Quinquina en poudre grossière... ℥ j.
Séné. . . . . ℥ ß.
Feuilles & Fleurs de petite Centaurée. . . . . . .
de Germandrée. . . . . . $\overline{aa}$.. ʒ j.
Racines de Gentiane coupées. . . . .
Sel d'Ebsom. . . . . ℥ ij.

Faites bouillir le tout dans deux pintes & chopine d'eau réduites à deux pintes ; coulez la liqueur, & faites-y fondre

Cassonade. . . . . ℥ j.

BOISSON LAXATIVE & RAFRAICHISSANTE.

℞. Pruneaux lavez en eau tiède ... ℥ ij.
Eau. . . . . ℔ ij. ß.
Crême de Tartre en poudre... ʒ j ß.

Faites bouillir le tout ensemble ; lorsque les pruneaux seront suffisamment cuits, & que la liqueur sera à peu près réduite à une pinte, coulez-la sans expression.

Cette boisson fait un très-bon minoratif à donner par verrées.

C

ARTICLE IV.

Des E'mulſions.

E'MULSION SIMPLE.

Ŕ. Des Quatre Semences froides. . . . ℥ iv.
Graine de Pavot blanc . . . . . ℥ j.
Amandes douces pelées . . . n.º xij.

Pilez-les dans un mortier de marbre ; lorſque la pâte commencera à s'engraiſſer, verſez-y peu à peu de la tiſane ou de l'eau de Ris, ou de Gruau, continuez le mélange juſqu'à ce que vous ayez employé deux livres de l'une de ces liqueurs, puis vous y diſſoudrez après la colature

Caſſonade blanche. . . . . . . ℥ j.
Nitre purifié. . . . . *gr.* x.

E'MULSION NARCOTIQUE.

Ŕ. Emulſion ſimple. . . . . *p.* j.
Diſſolvez-y
Opium. . . . . *gr.* j.
ou plus, ſuivant le beſoin.

EMULSION ASTRINGENTE.

℞. Emulsion simple. . . . . *p. j.*
    Dissolvez-y
Cachou en poudre fine. . . . . *gr.* xij.

ARTICLE V.

Des Juleps.

JULEP CALMANT.

℞. Tisane rafraîchissante. . . . . . . ℥ v.
    Dissolvez-y
Sirop de Diacode. . . . . ʒ vj.
    ou . . . . ℥ j.
    pour un Julep.
Suivant les occasions, ajoûtez-y
Sel sédatif crystallisé. . . . . . . *gr.* v.

JULEP ANTIDISSENTERIQUE.

℞. Tisane astringente. . . . . ℥ iv.
    Dissolvez-y
Diascordium. . . . .⎱
Confection d'Hyacinthe...⎰ $\overline{aa}$... ʒ ſs.
Sirop de Coins, ou Diacode.... ʒ iij.

C ij

Teinture simple de Cachou .. *gutt.* iv.
Gouttes anodines. . . . . n.º vj.
> *pour deux dofes.*

JULEP DIURÉTIQUE.

℞. Tifane apéritive. . . . . ℥ iv.
Cloportes en poudre fine. . . *gr.* x.
Caffonade . . . . ℥ ß.
Nitre purifié en poudre fine. . . *gr.* vj.
Effence de Térébenthine. . . *gutt.* iv.

On mêlera d'abord le Nitre, les Cloportes & la Caffonade ; on laiffera tomber deffus cette poudre l'effence de Térébenthine, puis on diffoudra le mélange dans les quatre onces de tifane, & le Julep fera fait par la feule agitation de la liqueur.

JULEP BLANC DIURÉTIQUE.

℞. Savon blanc du plus pur. . . . *gr.* x.

Battez-le dans un mortier de marbre avec
Effence de Térébenthine. . . *gutt.* iv.
Sucre. . . . . *pug.* j.

Puis diffolvez cette pâte dans quatre onces d'une forte infufion de Perfil faite comme du thé ; ajoûtez-y
Sucre. . . . . ʒ ij.
Gouttes anodines . . . . n.º vj.
> *pour un Julep.*

ARTICLE VI.
Des Loochs.

LOOCH D'ŒUF.

℞. Jaune d'œuf. . . . . n.° j.

Délayez-le dans
   Tifane pectorale nouvelle. . . . . ℥ iv.
     Ajoûtez-y
Caſſonade. . . . . ℥ j.
Sirop de Diacode. . . . . ℥ ß.

Battez bien le tout pour un Looch.

LOOCH PECTORAL.

℞. Sirop de Coquelicot. . . . $\Big\}\overline{aa}$... ℥ j.
     d'Althæa. . . . . . .
   Huile d'Amandes douces. . . . ℥ ij.

Mêlez le tout, & ajoûtez
   Infuſion pectorale. . . . . ℥ j.

LOOCH ASTRINGENT.

℞. Poudre de Roſes de Provins... *gr.* xij.
que vous ferez infuſer dans trois onces
d'eau bouillante.

Battez ensuite cette liqueur dans un vaisseau de terre avec deux blancs d'œufs, jusqu'à ce qu'il se forme une mousse fine; jettez sur cette mousse

Alun en poudre. . . . . ℈ j.

Couvrez le vaisseau, l'écume tombera en eau, alors on ajoûtera à cette eau

Sucre en poudre. . . . . ℥ ß.

Teinture de Cachou . . . . . gutt. x.

Remuez ce mélange, pour que le sucre fonde.

ARTICLE VII.

Sirops & Miels.

SIROP UNIVERSEL, OU DE LONGUE VIE.

℞. Racines de Gentiane coupées par
    rouelles. . . . . ℨ ij.

    Racines d'Iris du pays, vertes,
    coupées par rouelles minces. ℥ viij.

    Vin ordinaire. . . . . ℔ iij.

Feuilles & tiges de Mercuriale.⎫
          de Bourroche..⎬ $\overline{aa}$ ℔ vj.
          de Buglose....⎭

    Eau commune. . . . . ℔ iij.
    Séné. . . . . ℥ viij.
    Miel choisi. . . . . ℔ xvj.

*Mettez la Gentiane & l'Iris avec le vin en
digestion dans un vaisseau de verre ou de terre
b. m. pendant vingt-quatre heures, après quoi
coulez la liqueur, & exprimez légèrement.*

*En même temps vous ferez bouillir avec l'eau,
dans un vaisseau convenable, la Mercuriale,
la Bourroche & la Buglose; ces plantes étant*

C iiij

amorties, coulez la liqueur & exprimez forte-
tement.

Ensuite vous verserez la liqueur sur le Séné, &
vous mettrez le tout en infusion b. m. pendant
douze heures, ayant soin de remuer de temps en
temps, après quoi vous donnerez sept ou huit
bouillons, pour que le Séné soit pénétré ; coulez
alors en exprimant fortement le marc ; puis
après avoir décanté la liqueur, faites-la cuire
avec le miel.

Enlevez la première écume, puis joignez-y
le vin préparé ci-dessus ; passez le tout à la
chausse, & cuisez le Sirop s. a.

MIEL DESPUMÉ.

℞. Miel jaune naturel, ce que vous en
voudrez préparer.

Mettez-le dans une bassine sur un petit feu
pour le liquefier. Lorsqu'il sera fondu, & qu'il
aura jeté son écume, coulez-le, puis étant reposé,
enlevez-en l'écume, & le gardez.

ARTICLE VIII.

Des Potions simples & composées.

POTION BÉCHIQUE & HUILEUSE, SIMPLE.

℞. Infusion des espèces béchiques. ℥ iv.
Huile d'Amandes douces. .⎱
Sirop de Guimauve. . . .⎰ $\overline{aa}$.. ℥ j.

Faites un mélange du tout pour une potion à prendre par cuillerées, à laquelle, selon les cas, on ajoûtera du Kermès minéral depuis un grain jusqu'à quatre.

POTION BÉCHIQUE HUILEUSE, ANODINE.

℞. Infusion des espèces pectorales. ℥ iv.
Sirop de Guimauve. . . . . . . ʒ iij.
de Diacode. . . . . . . ʒ v.
Huile d'Amandes douces. . . . ℥. j.

Mêlez le tout exactement pour une potion à prendre par cuillerées.

N.ª On la pourra rendre plus anodine à volonté, en augmentant la dose du Sirop de Diacode, ou en ajoûtant à cette potion quelques gouttes anodines de Sydenham.

POTION BÉCHIQUE & VULNÉRAIRE.

℞. Infufion des Plantes pectorales, ou de
   la Tifane pectorale. . . . . . ℥ vj.
   Caffonade. . . . . ℥ ß.
   Thériaque. . . . .⎫
   Antihectique de Poterius.⎬ $\overline{aa}$...Ə j.
   Confection d'Hyacinthe. . . . ʒ j.
   Huile d'Amandes douces. . . . ℥ j.
   Baume de Fioraventi. . . . *gutt.* vj.

Faites f. a. une potion à prendre par cuillerées.

POTION ANTIPLEURÉTIQUE.

℞. Suc dépuré de Chicorée fauvage. ℥ vj.
   Fleurs de Coquelicot. . . . *pug.* j.
   Diaphorétique minéral. . . . . ʒ j.
   Poudre de Vipères très-fine. . . Ə j.
   Sirop de Coquelicot. . . . . . ℥ j.

*Lorfque le fuc de Chicorée fera bouillant, on
y fera infufer les fleurs de Coquelicot, on coulera
l'infufion, & on y mêlera le refte.*

POTION POUR L'HÉMOPTOISIE.

℞. Ortie piquante. . . . . *man.* j.
   Poudre de Roſes. . . . . *gr.* xij.
   Cachou en poudre. . . . . *gr.* viij.
   Alun en poudre. . . . . . . *gr.* iij.
   Caſſonade. . . . . ℥ ß.

Faites bouillir l'Ortie dans ſ. q. de tiſane aſtringente pour avoir ſix onces de liqueur, puis coulez; verſez la liqueur bouillante ſur les autres drogues, & après une légère infuſion, coulez de nouveau.

Pour une potion en deux doſes.

POTION HUILEUSE DIURÉTIQUE.

℞. Infuſion des eſpèces diurétiques. ℥ v.
   Nitre purifié. . . . . *gr.* vj.
   Caſſonade. . . . . ℥ ß.
   Opium. . . . . *gr.* j.
   Huile d'Amandes douces. . . . ℥ j.
   Baume de Fioraventi. . . . *gutt.* vj.
   Eſprit de Nitre dulcifié. . . *gutt.* xij.

Faites du tout une potion ſ. a.

POTION FÉBRIFUGE.

℞. Vin rouge. . . . .⎫
Eau de vie. . . ׃ . . . . .⎭ $\overline{aa}$ ℥ j.ß.

Quinquina en poudre très-fine. . . ʒ ij.

Mêlez le tout. Cela fera une potion pour une dose.

POTION STOMACHIQUE & CARMINATIVE.

℞. Infusion des espèces stomachiques &
carminatives. . . . . ℥ vj.
Confection d'Hyacinthe.⎫
Opiate de Salomon. . .⎭ $\overline{aa}$ . . . ʒ j.
Cassonade. . . . . ʒ vj.
Baume de Fioraventi. . . . *gutt.* xij.
Eau de Cannelle. . . . . . . · ʒ ij.

Faites un mélange exact pour une potion à prendre par cuillerées.

POTION ANTIDISSENTERIQUE.

℞. Tisane astringente. . . . . . . ℥ xij.
Conserve de Roses. . . . . . . ʒ ij.
Cachou en poudre fine. . . . *gr.* xij.
Thériaque. . . . . Ɖ j.
Confection d'Hyacinthe. . . . ʒ j.

Diafcordium. . . . . ℨ ij.
Caffonade fine. . . . . ʒ vj.
Ipecacuanha en poudre fine...*gr.* vj.

Diſſolvez la Conſerve & le Cachou dans la tiſane ; coulez la liqueur, & diſſolvez-y le reſte pour une potion à prendre par cuillerées toutes les heures.

POTION ANTIÉPILEPTIQUE.

℞. Infuſion des eſpèces Céphaliques. ℥ vj.
Borax. . . . . ℈ j.
Racine de petite Valeriane ſau-
    vage, en poudre fine. . . . . ʒ j.
Caffonade. . . . . ʒ j.
Teinture de Myrrhe.. . . . . *gutt.* xv.

Mêlez le tout ſ. a. pour une potion à prendre par cuillerées.

POTION CORDIALE SIMPLE.

℞. Infuſion des eſpèces cordiales... ℥ v.
Confection d'Hyacinthe. . . . . ʒ j.
Yeux d'Ecreviſſes préparez. . . ℈ j.
Sirop d'Œillets. . . . . ℥ j.
Eau de Cannelle. . . . . ʒ j.

Faites du tout une potion à laquelle on ajoûtera trois grains de Kermès minéral ſuivant les cas.

POTION CORDIALE DIAPHORÉTIQUE.

℞. Infusion des espèces cordiales. … ℥ v.
Diaphorétique minéral. . .⎫
Yeux d'Ecrevisses. . . . .⎬ $\overline{aa}$…Ə j.
Poudre de Vipères. . . .⎭
Confection d'Hyacinthe. . . . . . ʒ j.
Thériaque. . . . . Ə j.
Sirop d'Œillets. . . . . ℥ j.
Eau de Cannelle. . . . . ʒ ij.

Faites la diffolution & le mélange f. a. On y ajoûtera, fuivant le befoin, deux grains de Kermès minéral pour une potion à prendre par cuillerées.

POTION CORDIALE ANIMÉE.

℞. Potion cordiale fimple. . . . *dofe* j.
Efprit volatil huileux. . . *gutt.* xxiv.
Lilium. . . . . *gutt.* xxx.
Eau de Meliffe compofée. . . . ʒ ij.
　　pour une potion.

　　N.ᵃ *Suivant les cas, comme dans quelques fièvres malignes, putrides, &c. on y ajoûtera quelques grains de Tartre ftibié, ou depuis demi-once jufqu'à une once de Vin émétique.*

POTION CORDIALE ANTIVERMINEUSE.

℞. Infusion des espèces amères. . . ℥ vj.
Diascordium. . . . . . . ⎱
Opiate de Salomon. . . .⎰ $\overline{aa}$... ʒ j.
Cassonade blanche. . . . . . . ʒ vj.
Esprit de Vitriol. . . . . . *gutt.* vj.
Eau de Melisse composée. . . . ʒ. ß.
Poudre de Fleur de Tanésie... *gr.* xij.

Faites une potion à prendre par cuillerées.

EAU CORDIALE POUR LES DÉFAILLANCES.

℞. Cannelle. . . . . ʒ vj.
Têtes de clous. . . . . ℥ ß.
Cannelle blanche. . . . . ʒ ij.
Bayes de Genièvre. . . . .⎱
Calamus aromatique. . . .⎰ $\overline{aa}$ .. ʒ j.
Cassonade. . . . . ℥ iv.

Faites des cinq premières drogues une poudre grossière que vous mettrez infuser dans un matras avec une chopine d'eau de vie pendant vingt-quatre heures, après quoi vous y ajoûterez la Cassonade fondue dans chopine d'eau ; remuez bien le tout, & deux fois vingt-quatre heures après, versez la liqueur par inclination : la dose depuis demi-once jusqu'à une once.

ARTICLE IX.

Des Potions purgatives.

INFUSION PURGATIVE SIMPLE.

Table des matières à infuser pour les Potions purgatives simples.

	Séné.	Sel purgatif amer.	Tifane simple.
℞. pour une potion.	ʒ 3.	ʒ 3.	℥ 7.
pour deux. . . .	ʒ 6.	ʒ 6.	℥ 14.
pour quatre. . .	ʒ 12.	ʒ 12.	℥ 28.
pour huit. . . .	℥ 3.	℥ 3.	℔ 3.ß.
pour seize. . . .	℥ 6.	℥ 6.	℔ 7.

Faites infuser le tout pendant six heures, suivant les proportions ci-dessus, dans la tisane bouillante, puis donnez une légère ébullition; coulez ensuite le tout avec expression.

Cette liqueur sera réservée pour en employer six à sept onces par chaque potion purgative ordinaire, à laquelle on ajoutera pour la rendre plus ou moins forte, ce qui est énoncé dans les potions suivantes.

POTION

POTION PURGATIVE SIMPLE.

℞. Infusion purgative. . . . . ℥ vj.
Sel purgatif amer. . . . ℨ de j à iij.
Tablettes purgatives. . . ℨ de j à ij.
pour une dose.

POTION PURGATIVE PLUS FORTE.

℞. Potion purgative simple. . . . *dose* j.
Diaphœnic. . . . . ℨ j.
Sirop de longue vie. . . . . . ℥ ß.
pour une dose.

POTION PURGATIVE DOUCE, avec RHUBARBE.

℞. Potion purgative simple. . . *dose* j.
Rhubarbe en poudre fine. . . *gr.* xij.
Catholicum double de Rhubarbe. ℥ ß.
pour une dose.

POTION PURGATIVE DOUCE, avec MANNE.

℞. Potion purgative simple. . . . ℥ vj.
Manne. . . . . ℥ j. à ij.
pour une dose.

D

POTION PURGATIVE avec LÉNITIF.

℞. Potion purgative simple. . . . . *dose* j.
    Lénitif fin. . . . . ʒ vj.
    Sirop de longue vie. . . . . . . ℥ j.
       pour une dose.

Cette purgation pourra se donner en deux doses, en doublant la dose de l'infusion purgative, ou en joignant à la potion purgative simple six onces de tisane pectorale.

POTION PURGATIVE
avec CATHOLICUM DOUBLE & MANNE.

℞. Infusion purgative. . . . . ℥ iv.
    Tisane astringente. . . . . ℥ j.
    Sel purgatif amer. . . . . ʒ j.

Faites-y fondre doucement
    Manne. . . . . ℥ j.

Coulez ensuite la liqueur, puis y dissolvez exactement
    Catholicum double de Rhubarbe. ℥ j.
       pour une dose.

Dans le cas de Dysenterie, on y délayera Ipecacuanha en poudre très-fine depuis six grains jusqu'à vingt, suivant le besoin.

EAU DE CASSE POUR BOISSON.

℞. Caſſe tirée des bâtons. . . . . . . ℥ ij.

Faites-la bouillir dans

    Tiſane ſimple ou pectorale. . . *p.* j.

    avec Infuſion purgative. . . . . ℥ vj.

Lorſqu'elle bouillira, jetez-y

    Nitre purifié. . . . . ʒ j.

Puis coulez ; faites en ſorte que vous ayez une pinte de liqueur de reſte.

    N.ª *Au lieu d'employer la tiſane ſimple, on peut employer le petit lait à la même doſe, & faire le reſte comme ci-deſſus.*

EAU DE CASSE COMPOSÉE.

℞. Racines sèches de Polypode. . . ℥ iij.

    Caſſe tirée des bâtons. . . . . . ℥ ij.

    Lénitif fin. . . . . . .⎱
                      $\overline{aa}$ . . . . ℥ j.
    Sel purgatif amer. . .⎰

Faites bouillir le tout dans

    Infuſion purgative. . . . . ℔ j.

    & Tiſane ſimple. . . . . ℔ j. ß.

à la réduction d'une pinte ; coulez la liqueur, à laquelle on ajoûtera

    Sirop de longue vie. . . . . . . ℥ j.

      pour une pinte de boiſſon.

EAU DE RHUBARBE.

℞. Tisane de *Lapathum* ou de Patience. *p. j.*
　　Rhubarbe coupée menu. . . . . . ʒ j.
　　Nitre fixé par le Tartre. . . . . . ℈ j.

Faites infuser le tout à chaud pendant douze heures dans un pot de terre, coulez ensuite cette liqueur.

POTION PURGATIVE POUR LA GALLE.

℞. Infusion purgative simple. . . . ℥ vj.
　　Confection Hameck. . . . . . ʒ iv.
　　Sirop de Nerprun. . . . . . ʒ vj.
　　　pour une dose.

POTION PURGATIVE HYDRAGOGUE.

℞. Infusion purgative. . . . . . . ℥ vj.
　　Sel de Glauber. . . . . .
　　Sel purgatif amer. . . . . $\left.\right\}\overline{aa}$ ʒ ij.
　　Sel de Nitre fixé par le Tartre. . . ℈ j.
Coulez la liqueur.
S'il en est besoin, dissolvez-y
　　Tablettes purgatives. . . . . . ʒ ij.
　　Jalap en poudre très-fine. . . *gr.* xv.
　　Sirop de Nerprun. . . . . . . ℥ j.
　　　pour une dose.

POTION PURGATIVE BLANCHE.

℞. Scammonée bien choisie. . . . *gr.* x.

Broyez-la dans un mortier de marbre ; lorsqu'elle sera bien broyée, divisez-la de nouveau avec

Jalap en poudre fine. . . . *gr.* xviij.

Battez le tout avec un jaune d'œuf que vous aurez étendu auparavant dans six onces d'eau, ensuite faites-y fondre

Sel de Seignette. . . . . ʒ j.

POTION PURGATIVE
CONTRE LE SCORBUT.

℞. Infusion purgative simple. . . ℥ vj.
Sel de Glauber. . . . . ʒ j.
Confection Hamek. . . . . . ʒ iv.
Tablettes purgatives. . . . . . ʒ j. ß.
Crême de Tartre en poudre fine. *gr.* xij.
pour une dose.

TISANE DES BOIS, PURGATIVE.

℞. Tisane des Bois. . . . . *p.* v.
Ajoûtez-y
Séné. . . . . ℥ j.
Sel purgatif amer. . . . . ℥ ij.

TISANE ROYALE PURGATIVE.

R℣. Tifane fimple. . . . . ℔ ij.

Lorfqu'elle fera toute bouillante, faites-y infufer à chaud pendant huit heures

  Feuilles de Séné. . . . . ʒ v.

  Crême de Tartre en poudre fine. ʒ ij.

  Sel de Glauber. . . . . ʒ iv.

  Réglifse concafsée & effilée. . . ʒ ɉ.

Remuez le tout de temps en temps, & une heure avant de couler la liqueur, jetez-y

  Feuilles de Pimprenelle hachées. *man.* ß.

EAU MINÉRALE PURGATIVE.

R℣. Eau tiède. . . . . *p.* j.

  Sel d'Ebfom, ou Sel de Glauber,
   ou Sel de Seignette. . . . . . ℥ j.

On peut aussi, pour rendre l'une de ces eaux plus active, y ajoûter Tartre stibié, depuis un jufqu'à deux, trois & quatre grains.

VIN EMÉTIQUE.

℞. *Crocus Metallorum* pulvérifé exactement. . . . . ℥ iv.

*Mettez-le dans une bouteille qui tienne
pinte, rempliſſez-la de vin blanc naturel, le
plus nouveau ſera le meilleur; remuez bien la
bouteille de temps en temps, puis ayez ſoin de
la bien boucher & de la tenir toûjours pleine,
c'eſt-à-dire, que lorſque vous aurez tiré de la
liqueur, il faut avoir ſoin de remplir la bouteille, ſans quoi il ſe feroit des flammèches ou
des fleurs, & le vin ſe gâteroit.*

*On peut ſur cette doſe employer ſucceſſivement
juſqu'à deux pintes de vin, & le conſerver
toûjours ſur ſon marc; lorſqu'on aura employé
deux pintes de vin, il faut abandonner le marc,
& renouveller la poudre ſuſdite & le vin.*

ARTICLE X.

Eaux, Esprits & Liqueurs.

EAU DE CHAUX PREMIÈRE.

℞. Pierre de Chaux vive la plus nouvellement cuite que faire se pourra. ℔ j.

*Mettez-la dans une terrine, versez dessus peu
à peu & à différentes reprises dix livres d'eau
commune.*

*Il faut avoir soin de ne pas noyer la chaux
d'abord, afin que par les premières gouttes
d'eau elle puisse s'éclater, s'ouvrir, s'échauffer
à mesure qu'on y versera l'eau, & fuser. Lorsque toute l'eau sera dessus, on la remuera
avec un bâton de bois blanc, on laissera infuser
le tout pendant six heures : alors on filtrera.
La liqueur filtrée sera réservée dans des bouteilles bien bouchées, car à la longue cette eau
perd sa force.*

EAU

EAU VULNÉRAIRE.

℞. Eau de vie. . . . . *p. j.*

Mélez-y

Essence vulnéraire de M. Geoffroy. ʒj.
Couperose blanche en poudre. *gr.* viij.

& l'eau sera faite.

On pourra, suivant les cas, affoiblir cette eau autant que l'on voudra, en la mêlant avec de l'eau simple.

> *N.ª Que cette eau n'est que pour suppléer, en cas de besoin, à l'Eau vulnéraire dite d'Arquebusade.*

EAU D'ALUN.

℞. Eau bouillante. . . . . ℔ v.
Alun de Roche en poudre grossière. . . . . ʒ v.

Lorsque cette dissolution sera refroidie & dé-posée, versez-la par inclination, & la gardez.

> *N.ª On peut la rendre plus ou moins forte, en la chargeant plus ou moins d'Alun.*

EAU STYPTIQUE.

℞. Vitriol verd d'Allemagne,
  ou Couperofe verte d'An-
  gleterre. . . . .
Vitriol blanc. . . . . $\overline{a}\overline{a}$.. ℥ j.
Alun de Roche. . . . . .
Caffonade blanche. . . .
Eau bouillante. . . . . ℔ j.

*La diſſolution des matières étant faite, filtrez
la liqueur, & la gardez pour le befoin.*

EAU DE VIE CAMPHRÉE.

℞. Eau de vie. . . . . *p.* j.
Camphre. . . . . ℨ ij.

  N.ᵃ *Il y a des cas où l'on y joint*
Sel ammoniac. . . . . ℨ ij.

  *C'eſt ce que l'on nomme Eau de vie
  camphrée au Sel ammoniac.*

ESPRIT DE VIN CAMPHRÉ.

℞. Efprit de vin. . . . . *p.* j.
Camphre. . . . . ℥ ß.

*Conſervez cette liqueur dans une bouteille bien
bouchée.*

EAU DE TARE, OU GOUDRON.

℞. Goudron pur. . . . . ℔ ij.

Eau commune de rivière. . . *p.* viij.

Mettez le Tare ou Goudron dans une grande cruche, verfez l'eau par deffus, agitez le tout pendant cinq à fix minutes avec un morceau de bois ; laiffez enfuite repofer la liqueur, écumez ou enlevez la portion d'huile qui nage deffus, en promenant un papier brouillard à fa fuperficie. Lorfque la liqueur fera éclaircie, verfez-la dans des bouteilles bien bouchées : abandonnez le marc qui eft au fond.

Cette boiffon eft vulnéraire, apéritive & diurétique : on en prend intérieurement deux verres, un le matin & un le foir.

EAU PHAGÉDÉNIQUE.

℞. Eau de Chaux nouvellement faite. ℔ j.

Faites-y diffoudre en triturant dans un mortier de verre

Sublimé corrofif. . . . . ℈ j.

La liqueur deviendra trouble & colorée en jaune orangé plus ou moins foncé, felon la force de l'eau de chaux ; verfez ce mélange dans une bouteille bien bouchée, & troublez-la toutes les fois que vous voudrez vous en fervir.

E ij

VIN AROMATIQUE.

℞. Feuilles sèches d'Abfynthe.
      de Baume de jardin. . .
      de Sauge. . . . . $\overline{aa}$ ... ℥ j.
      de Tanéfie. . . . . .
      de Thim. . . . .
Fleurs sèches de Camomille. $\overline{aa}$ ... ℥ ß.
      de Rofes. . .
Vin rouge. . . . . *p.* vj.

Le tout fera mêlé, battu & mis dans une cruche, on verfera le vin par deffus; on laiffera infufer pendant vingt-quatre heures & plus : on coulera enfuite la liqueur pour être confervée dans des bouteilles bien bouchées.

     N.ᵃ *Lorfqu'au défaut des plantes sèches on aura recours aux vertes, on en triplera la dofe.*

VIN MIELLÉ.

℞. Vin rouge ou blanc. . . . . . . *p.* j.
     Miel pur. . . . . ℥ iv.

Chauffez légérement le mélange pour fondre le miel. Lorfqu'il fera fondu, coulez la liqueur, & n'en faites pas beaucoup à la fois, parce que ce mélange fermente.

COLLYRE DE LANFRANC.

℞. Orpiment en poudre fine. . . . . ℥ ij.
    Verdet en poudre fine. . . . . . . ℥ j.

Broyez au mortier de bronze ces deux
poudres , ajoûtez-y

Myrrhe en poudre grossière. . . ℈ ij.

La trituration de la Myrrhe avec les
deux premières poudres la dégraissera,
alors humectez ces poudres avec

Vin blanc. . . . . ℔ j.

Dissolvez par trituration avec le vin ce
qui s'en peut dissoudre, puis dissolvez dans

Eau de Plantin. . . . . . }
& de Roses. . . . . . . } $\overline{aa}$ . . ℥ iij.
Aloès pulvérisé. . . . . ℈ ij.

Versez le tout dans une bouteille bien bouchée.

ESPRIT DE NITRE DULCIFIÉ.

℞. Esprit de Nitre. . . . . ℔ ß.

Mettez-le dans un vaisseau de verre
ample , versez dessus peu à peu

Esprit de vin rectifié. . . . . . ℔ ß.

Couvrez le vaisseau d'un autre vaisseau de

rencontre, laissez le tout s'échauffer ; agitez ensuite doucement le vaisseau de temps en temps, pour que les liqueurs s'unissent intimement : au bout de huit jours le mélange sera parfait, & cette liqueur pourra s'employer.

EAU MERCURIELLE.

℞. Mercure purifié. . . . . ℥ j.
Esprit de Nitre. . . . . ſ. q.

Faites la dissolution du Mercure dans un matras, & la gardez dans une bouteille bouchée d'un bouchon de cire.

Cette eau s'emploie quelquefois pure sur les ulcères avec une fausse tente, & quelquefois affoiblie par le mélange d'une partie de la dissolution avec huit parties d'eau commune.

Pour la donner intérieurement dans le cas des maladies opiniâtres de la peau, &c. il faut prendre une once de la dissolution affoiblie, comme il vient d'être expliqué, & la mêler avec une pinte d'eau commune. Ce dernier mélange sera employé à la dose d'un demi-gros jusqu'à un gros dans chaque pinte de boisson.

TEINTURES DE CACHOU, D'OPIUM, D'ALOÈS, DE MYRRHE, &c.

℞. Cachou, Opium, Aloès, Myrrhe, suivant le besoin que vous aurez de différentes teintures.

Pulvérisez grossièrement ces matières, versez dessus dans un matras

Eau de vie de vin. . . . . *s. q.*

pour que la liqueur surnage d'un bon doigt. *Agitez le matras ou la bouteille, bouchez-la d'un bon bouchon, & la gardez sur son marc. Après quelque temps il faudra filtrer ces teintures.*

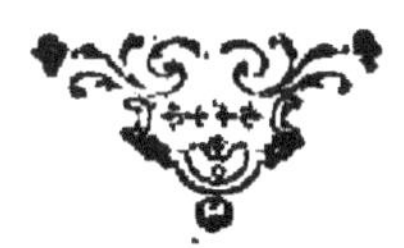

ARTICLE XI.

Des Lavemens simples & composez.

DÉCOCTION ÉMOLLIENTE.

℞. Des herbes émollientes communes,
sçavoir,
Feuilles de Mauve.
Guimauve.
Pariétaire.
Mercuriale.
Poirée.
Bette.
E'pinard.
Mâches.
Séneçon.
Violier.
Laitue.

De l'une de ces plantes. . . man. iij ou iv.

On les fera bouillir dans quatre pintes d'eau réduites à trois, pour faire la décoction.

LAVEMENT SIMPLE.

℞. Son de froment. . . . . ℨ ij.
Eau commune. . . . . ℔ j.

Faites-en une décoction pour un lavement.

LAVEMENT ÉMOLLIENT SIMPLE.

℞. Décoction émolliente. . . . . . ℔ j.
        pour un lavement.

LAVEMENT ÉMOLLIENT HUILEUX.

℞. Décoction émolliente. . . . . . ℔ j.
Huile de Lin. . . . . ℨ j.

LAVEMENT PURGATIF.

℞. Décoction émolliente. . . . . ℔ j.
Sel d'Ebſom. . . . . ℨ ij.
Miel commun. . . . . . ℥ iij ou iv.
        pour un lavement.

DÉCOCTION CARMINATIVE.

℞. Espèces carminatives, sçavoir
Racines de Carvi. . . . .⎫
     de Panais. . . . .⎭ $\overline{aa}$..℥ ij.
Feuilles d'Absynthe. . . .⎫
     de Marrube blanc.⎭ $\overline{aa}$. ℥ ij.
     de Menthe. . . . . . . ℥ j.
Feuilles & Fleurs de Camo-⎫
   mille. . . . .⎬ $\overline{aa}$.. ℔ ß.
     de Mélilot. . . . . . .⎭
Graine d'Anis. . . . . . .⎫
     de Coriandre. . .⎬ $\overline{aa}$... ℥ ß.
     de Cumin. . . . .⎭

Il faut que les racines bien sèches ayent été coupées par rouelles, que les feuilles & les fleurs soient aussi bien sèches & cueillies en leur temps ; hachez le tout bien menu, pour en former des espèces dont on prendra deux gros que l'on fera bouillir quelques bouillons dans trois pintes de la décoction émolliente ; on gardera cette décoction sur son marc pour s'en servir pour les lavemens carminatifs.

LAVEMENT CARMINATIF HUILEUX.

℞. Décoction carminative. . . . . . ℔ j.
Huile de Lin. . . . . ℥ j.

LAVEMENT CARMINATIF CALMANT.

℞. Décoction carminative. . . . . ℔ j.

Avant d'y ajoûter l'huile de Lin, dissolvez-y Opium un grain jusqu'à deux, trois & même plus.

LAVEMENT
CONTRE LA DYSENTERIE.

℞. Décoction de feuilles
    de *Verbascum*. . . . } $\overline{aa}$ . . . ℥ iv.
Son de froment. . . . }
Graine de Lin. . . . . ℥ vj.

Faites bouillir le tout dans quatre pintes & chopine d'eau réduites à trois pintes & chopine; conservez cette décoction sur son marc : dans une livre de cette décoction, délayez-y le jaune d'un œuf pour un lavement.

Quelquefois on y dissoudra aussi un grain ou deux d'Opium, selon l'exigence des cas; ce qui le rendra calmant.

LAVEMENT PURGATIF
avec le Vin émétique.

℞. Feuilles de Séné. . . . . ʒ iv.
  Sel d'Ebſom. . . . . ʒ iij.
  Eau commune. . . . . ſ. q.

Le tout bouilli enſemble & réduit à une livre ; dans cette décoction coulée on diſſoudra

  Hiera Picra. . . . . ℥ ß.
  Vin émétique. . . . . ℥ ij.

ARTICLE XII.

Des Sels.

SEL SÉDATIF CRYSTALLISÉ.

℞. Borax en poudre. . . . . ℔ j.

Mettez-le dans une cornue ou dans une cucurbite de grès, versez dessus

Huile de Vitriol. . . . . ℥ v.

Remuez bien le mélange avec un morceau de bois blanc, arrosez ensuite le tout avec six onces d'eau chaude.

Mettez cette cucurbite au feu de sable, couvrez-la d'un chapiteau muni de son récipient, distillez le tout à siccité, poussez ensuite le feu assez fort pour sublimer les fleurs argentées qui feront le Sel sédatif.

Cassez ensuite la cornue ou la cucurbite, faites la lessive du sel resté au fond, filtrez la liqueur toute bouillante, vous aurez dans la crystallisation de deux sortes de crystaux, les uns neigeux, & les autres durs & solides.

Exposez votre terrine au soleil ou à la chaleur de l'étuve, une partie des crystaux tombera en farine, pendant que les autres conserveront la figure des lames argentées ; ces lames seront le vrai Sel sédatif qu'il faut séparer de la partie blanche & farineuse, laquelle étant jetée dans de l'eau à poids égal, formera sur le champ un Sel de Glauber, qu'il faut garder séparément.

Sel de Nitre
fixé par le Tartre.

℞. Nitre bien sec. . . . . ℔ j.

Réduisez-le en poudre fine avec

Tartre blanc. . . . . ℔ j.

Passez cette poudre à travers un tamis assez fin, puis étant bien mêlée, faites-en un monceau dans une poëlle de fer, posez cette poëlle sous une cheminée ou au grand air ; prenez alors un charbon bien allumé, posez-le sur la pointe de la pyramide de cette poudre ; lorsque le feu s'y sera communiqué, toute la masse détonnera & se brûlera peu à peu, & il ne restera à la fin qu'un sel blanc, qu'il faudra mettre en poudre dans un mortier de fer, pendant qu'il sera chaud, & l'enfermer dans des bouteilles bien bouchées, sans quoi il prendroit de l'humidité, & se fondroit.

ARTICLE XIII.

Des Poudres composées.

POUDRE BALSAMIQUE.

℞. Baume dur du Pérou . . . . ℥ j.
Craie lavée. . . . .⎫
Poudre de Réglisse. . . .⎬ $\overline{aa}$ . . ℥ ij.
Cassonade sèche. . . . . ℥ iij.

Faites-en une poudre par trituration dans un mortier de marbre, dont la dose sera depuis un scrupule jusqu'à un demi-gros.

ÆTHIOPS MINÉRAL.

℞. Mercure bien pur. . . . . ℥ iv.
Fleur de Soufre. . . . . . . ℥ viij.

Broyez le tout ensemble dans un mortier de marbre avec un pilon de fer, en triturant long-tems, jusqu'à ce que l'on ne puisse plus distinguer dans ce mélange aucun vestige de mercure : gardez ensuite cette poudre.

POUDRE TEMPÉRANTE.

R. *Arcanum duplicatum cryf-*
tallifé.. . . . . $\overline{aa}$. ℥ iij.
Sel purgatif amer. . . . .

Nitre purifié & bien fec. . . . . ℥ j.

Cinabre artificiel bien broyé &
lavé. . . . . ℥ ij.

Broyez exactement les fels fur la pierre dure avec la molette, jufqu'à ce qu'ils foient en poudre impalpable ; alors ajoûtez-y le Cinabre, re-broyez de nouveau, jufqu'à ce que la poudre ait pris une couleur parfaitement égale : la dofe en fera de douze grains.

POUDRE PECTORALE.

R. Racine de Guimauve pulvérifée. . ℥ ß.

Craie préparée. . . . . .
Gomme arabique . . . . $\overline{aa}$.. ℥ ij.

Amandes douces pelées,
sèches. . . . .
Iris de Florence en poudre. $\overline{aa}$... ℥ j.

Réglifle en poudre. . . .
Caffonade blanche. . . . $\overline{aa}$... ℥ j.

Faites du tout une poudre très-fine par tri-turation au mortier de marbre, il faudra la conferver dans une bouteille sècke bien bouchée : la dofe fera de dix à douze grains.

POUDRE

POUDRE DIAPHORÉTIQUE.

℞. Antimoine diaphorétique.⎰ ‾aa‾ *gr.* xij.
Yeux d'écrevisse préparez.⎱

Sel Ammoniac. . . . .*gr.* j.

Poudre de Vipère. . . . . . *gr.* iv.

Faites du tout une poudre pour une prise.

POUDRE ABSORBANTE ANTIMONIALE.

℞. Craie de Champagne lavée. . . Э j.

Antimoine lavé & préparé sur la
pierre dure. . . . . *gr.* ij.

mêlez ensemble pour une dose.

POUDRE ABSORBANTE MARTIALE.

℞. Craie de Champagne préparée
& lavée. . . . . Э j.

Safran de Mars. . . . . *gr.* ij.

mêlez ensemble pour une dose.

POUDRE ABSORBANTE NITRÉE.

℞. Craie de Champagne lavée &
préparée. . . . . Э j.

Nitre purifié. . . . . *gr.* iv.

mêlez ensemble pour une dose.

F

SAFRAN DE MARS,
& BOULES DE MARS.

℞. Limaille de fer sans être rouillée. ℔ j.
Tartre blanc en poudre fine. . . ℔ ij.

Après les avoir bien mélangez, faites-en dans un mortier de fer une masse solide avec vin & eau de vie, parties égales, mettez cette masse dans un vaisseau de bois, exposez-la au soleil, ou dans un lieu chaud, ayant soin qu'il n'y tombe point d'ordures. Lorsque cette masse sera bien sèche, pulvérisez-la, & gardez cette poudre qui sera un très-bon Safran de mars. Avec cette poudre humectée par l'eau de vie, q. s. on formera les boules de mars, & le grossier de cette poudre servira pour la teinture de mars, & pour le Tartre martial soluble.

POUDRE D'ARUM.

℞. Racines d'Arum ou pied de veau. ℥ ij.
de Calamus aromatique. . . ℥ j.
Canelle fine. . . . .⎫
Coquilles d'œufs nettoyées,⎪ āā. . ℥ ß.
lavées & réduites en pou-⎪
dre impalpable. . . . .⎭

Faites du tout une poudre très-fine à

laquelle vous joindrez deux gros d'Arca-
num duplicatum broyé ; lorsque vous la
voudrez rendre anticachectique, vous mê-
lerez sur chaque gros de cette poudre

Safran de mars. . . . . *gr.* xx.

PIERRE MÉDICAMENTEUSE.

℞. Vitriol verd calciné à blancheur... ℥ j.
Alum calciné. . . . . ℥ ß.
Couperose blanche. . . . . . . ℥ j. ß.
Bol rouge lavé. . . . . .
Colcothar. . . . .  *āā..* ℥ iij.
Sel de Saturne. . . . . ℥ j.

Le tout pulvérisé séparément sera exactement
mêlé pour une poudre à garder séchement. Si
on vouloit l'avoir en pierre, il faudroit en faire
avec du vinaigre une pâte séchée au soleil.

ARTICLE XIV.

Des Opiates.

OPIATE HUILEUSE TÉRÉBENTHINÉE.

℞. Savon blanc le plus fec. . .⎱
Effence de Térébenthine. . .⎰ $\overline{aa}$ ℥ j.
Caffonade blanche en poudre.⎰

Ratiffez le Savon en lames fines, incorporez-le à coups de pilon de bois dans un mortier de marbre avec l'effence de Térébenthine ; lorfque le mélange fera bien exact, joignez-y la Caffonade.

Vous aurez une maffe que l'on pourra diffoudre comme il a été dit dans la formule de l'eau térébenthinée, page 1 2, ou faire prendre en bol ou en pilules lorfqu'elle fera plus folide.

OPIATE AURÉE PECTORALE.

℞. Poudre fine d'Enula Campana... ℥ j.
    de Régliffe . . . . ℥ ß.
Fleurs de Soufre. . .⎱
Caffonade. . . . . .⎰ $\overline{aa}$ ... ℥ j.
Miel blanc. . . . . .⎰
Huile d'Amandes douces. . . . ſ. q.

Pour former une Opiate ſ. a.

OPIATE FÉBRIFUGE SIMPLE.

℞. Quinquina en poudre fine . . . ℥ ij.

Petite Centaurée en poudre fine. ʒ ij.

Racines de Gentiane en
   poudre fine. . . . .
Feuilles de Germandrée $\overline{aa}$ . . . ʒ j.
   en poudre fine. . . .

Sel purgatif amer. . . . . ʒ iij.

Formez du tout une masse d'Opiate s. a. avec

Sirop de longue vie. . . . . . *s. q.*

OPIATE FÉBRIFUGE PURGATIVE.

℞. Quinquina en poudre fine . . . ℥ j.

Racines de Gentiane
Sommités de petite
   Centaurée & de $\overline{aa}$. . . ʒ j. Ɔ j.
Germandrée. . .

Aloès . . . .
Jalap. . . . . $\overline{aa}$ . . . ʒ j. ß.
Safran de mars. . .

Sel de Glauber. . . . . ℥ ß.

Le tout exactement pulvérisé & bien mélangé,
sera incorporé en forme d'Electuaire avec s. q.
de sirop de longue vie.

La dose sera d'un à deux gros, de trois ou
de quatre en quatre heures.

OPIATE APÉRITIVE.

℞. Æthiops minéral. . . . . *gr.* **xv.**
Safran de mars. . . . . *gr.* viij.
Lénitif fin. . . . . ʒ j.
Sel de Glauber. . . . . *gr.* xij.

pour une dose d'Opiate à faire s. a.

En mettant au lieu de lénitif fin, soit la Confection hamech ou l'Opiate mésentérique, on aura une Opiate apéritive plus purgative.

OPIATE MÉSENTÉRIQUE.

℞. Poudre d'Arum. . . . . . }
Æthiops minéral . . . . . } $\overline{aa}$ ʒ ij.

Poudres de Coloquinte. . .)
   de Jalap. . . . . . }
   de Séné. . . . . . } $\overline{aa}$ ʒ j.
   de Cloportes . . .)

Scammonée. . . . . ʒ ß.
Safran de mars . . . . . . }
Sel de Glauber. . . . . . } $\overline{aa}$ ʒ iiij.
Confection hamech. . . .)
Gomme ammoniaque en } $\overline{aa}$ ʒ iv.
larmes. . . . .)
Savon blanc ratissé très-mince. . . . Ʒ j.
Sirop de longue vie. . . . . . . *s. q.*

Mêlez d'abord la Gomme par une légère trituration avec les Cloportes ou le Séné en poudre, puis battez le savon, joignez-y peu à peu la Gomme ; lorsque ces deux matières seront bien unies, on y ajoûtera peu à peu le sirop. Mélangez séparément le reste de vos poudres, que vous unirez à la masse première avec la Confection hamech & le Sirop susdit, en s. q. pour former une Opiate.

OPIATE VERMIFUGE & PURGATIVE.

℞. Opiate méfentérique, ou Confection
    hamech. . . . . ℥ j.
    Mercure doux. . . . . *gr.* xij.
    Coraline préparée. . . . . . *gr.* xv.

Incorporez le tout avec s. q. de sirop de Nerprun,
pour une dose.

OPIATE ASTRINGENTE SIMPLE.

℞. Conserves de Roses rouges. }
         de Kinorrhodon. } $\overline{aa}$ . . ℥ j.
    Bol lavé. . . . . ℨ ij.
    Cachou en poudre fine. . . . ℨ j.
    Alun calciné en poudre fine. . . *gr.* x.
    Miel despumé. . . . . s. q.

Faites une Opiate s. a.

ARTICLE XV.
Des Bols.

BOL ANODIN.

℞. Confection d'Hyacinthe. . . . . . ℥ j.
Nitre purifié. . . . . *gr.* vj.
Opium. . . . . *gr.* j.

Faites un bol f. a.

BOL ABSORBENT.

℞. Confection d'Hyacinthe. . . . . Ͽ j.
Corne de Cerf calcinée & pré-
parée. . . . . *gr.* v.
Craie lavée. . . . . *gr.* viij.

Faites un bol f. a.

BOL DE TÉRÉBENTHINE.

℞. Térébenthine de Strasbourg. . . ℥ j.
Savon blanc. . . . . Ͽ j.
Cassonade. . . . . f. q.

pour former un bol que l'on roulera dans la poudre fine de Régliffe.

BOL

BOL ASTRINGENT BALSAMIQUE.

℞. Opiate aſtringente. . . . . ʒ ß.
Baume de Copaii. . . . . . *gutt.* iv.
Faites un bol ſ. a.

BOL ANTIDYSENTÉRIQUE.

℞. Diaſcordium. . . . . ʒ ß.
Opiate aſtringente ſimple. . . *gr.* xv.
Ipecacuanha en poudre très-fine. *gr.* ij.
Faites un bol ſ. a.

BOL ANTISCORBUTIQUE.

℞. Opiate de Salomon. . . . . . . ʒ ß.
Extrait ſec d'E'lixir de pro-
priété. . . . . } $\overline{aa}$ *gr.* vj.
Extrait de *Cochlearia.* . . }
Sel ammoniac. . . . . *gr.* iv.
Faites un bol ſ. a.

N.ª *Le malade avalera par deſſus les différens bols décrits dans cet article, une taſſe d'infuſion des eſpèces appropriées à la maladie.*

G

BOL BÉCHIQUE.

℞. Antihectique de *Poterius*. ⎰
Poudre de Réglisse. . . . ⎱ $\overline{aa}$ *gr*. v.
Caſſonade. . . . . ⎰
Blanc de Baleine. . . . . ⎱ $\overline{aa}$ *gr*. x.
Sirop de Guimauve. . . . . . *ſ. q*.

Faites un bol ſ. a.

On le rendra balſamique, ſelon le beſoin, en y ajoûtant quelques gouttes de Térébenthine de Straſbourg.

BOL PURGATIF DES TROIS DROGUES.

℞. Mercure doux. . . . . *gr*. x.
Poudre *de tribus*. . . . . ɘ j.
Jalap en poudre fine. . . ɘ j. ou *gr*. xxx.
Sirop de Nerprun. . . . . *ſ. q*.

Faites un bol ſ. a.

BOL VERMIFUGE.

℞. Orvietan. . . . . ʒ ß.
Æthiops minéral. . . . . ɘ j.
Semen contrà en poudre. . . . *gr*. xij.
Sirop univerſel. . . . . *ſ. q*.

Pour former un bol ſ. a.

ARTICLE XVI.

Des Pilules.

PILULES D'ALUN.

℞. Alun en poudre fubtile. . .
Caffonade sèche en poudre } $\overline{a\,a}$ . . ʒ j.
fine. . . . .

· Poudre de Régliffe fine. . . . . . ℈ j.
Cachou en poudre. . . . .
Gomme arabique en pou- } $\overline{a\,a}$ gr. xij.
dre. . . . .

Mucilage de Gomme arabique. . . *f. q.*

*Faites f. a. des pilules du poids de deux grains;
la dofe eft d'une ou deux pilules.*

PILULES ANTIDYSENTÉRIQUES.

℞. Opium pulvérifé. . . . .
Aloès pulvérifé. . . . . . } $\overline{a\,a}$ . . ʒ j.
Safran de Mars. . . . . .

Ipecacuanha en poudre fine. . . gr. viij.

*Formez du tout une maffe folide avec f. q.
d'Elixir de propriété, dont on formera des
pilules du poids d'un grain ; la dofe eft de deux
pilules.*

PILULES ICTÉRIQUES.

℞. Graine d'*Aquilegia* pulvérisée. . . ℨ vj.
Savon pur. . . . . ℥ j. ſs.
Safran pulvérisé. . . . . ℨ ſs.
Sel purgatif amer. . . . . ℨ iij.

*Faites du tout une maſſe au mortier de marbre,
à diviſer par pilules de ſix grains, dont la doſe
ſera de neuf pilules à la priſe.*

PILULES SAVONNEUSES.

℞. Savon blanc le plus pur. . . . . ℔ j.
Farine fine de graine de Lin.. . . ℥ ij.
Poudre très-fine de Régliſſe. . . . ℨ iv.

*Incorporez le tout au mortier de marbre ou
de bois, à force de battre, & faites une maſſe
bien unie que l'on formera en pilules du poids
de ſix grains : la doſe eſt de quatre pilules deux
ou trois fois par jour.*

ARTICLE XVII.

Des Tablettes & Trochisques.

TABLETTES PECTORALES.

℞. Racine de Guimauve. . . . . ℥ j.
Réglisse. . . . . ℥ ß.
Gomme arabique. . . . . ℥ j.
Racine d'*Enula*. . . . . ʒ ß.
Sucre ou Cassonade blanche
séchée. . . . . ℔ j.

Mettez le tout en poudre fine, formez-en des tablettes avec un mucilage de racines de Guimauve, que vous saupoudrerez d'Amidon pour les pouvoir couper en tablettes, & que vous ferez sécher en lieu sec.

TABLETTES DE SOUFRE.

℞. Fleurs de Soufre. . . . . ℥ iv.
Gomme arabique en poudre fine. . ℥ ij.
Poudre de racines de Gui-
 mauve . . . . $\overline{aa}$ ʒ j. ß.
 de Réglisse. . . .
 de racines d'*Enula*. . . . ʒ j.

Caſſonade blanche. . . . . . ℔ j. ℥ iv.

Formez de ce mélange une maſſe de tablettes avec une forte infuſion de Fleurs de Tuſſilage, que vous ſaupoudrerez d'Amidon, & que vous ſécherez à l'ombre en lieu ſec.

TABLETTES PURGATIVES.

℞. Scammonée en poudre fine.⎱
    Gingembre. . . . .⎰ āā... ℥ j.
    Poivre de la Jamaïque. . . . . ʒ iv.
    Jalap. . . . . ℥ ij.

Faites du tout une poudre fine à laquelle vous ajoûterez peu à peu par la trituration

    Caſſonade sèche en poudre fine. . . ℔ j.

Faites du tout une maſſe avec

    Conſerve de Cynorrhodon. . . ℥ ß.
    Mucilage de Graine de Lin un
      peu épais. . . . . ſ. q.

pour former au mortier une maſſe ſolide dont on fera des Tablettes que l'on ſéchera en un lieu chaud. La doſe eſt d'un juſqu'à deux gros.

TROCHISQUES BLANCS DE RHASIS.

℞. Céruſe bien fine. . . . . $\mathcal{Z}$ v.
Sarcocolle. . . . . $\mathcal{Z}$ j. ß.
Amidon. . . . .⎫
Gomme arabique choiſie. . .⎭ $\overline{aa}$... $\mathcal{Z}$ j.

Toutes les matières ci-deſſus feront pulvériſées ſéparément, puis triturées & mélangées au mortier de marbre ; on gardera cette poudre dans une bouteille bien bouchée pour la préſerver d'humidité.

TROCHISQUES ESCAROTIQUES DE *MINIUM.*

℞. Mercure ſublimé corroſif. . . . . $\mathcal{Z}$ iv.
Minium. . . . . $\mathcal{Z}$ ij.
Mie de pain ſéchée & réduite en
poudre fine. . . . . $\overline{\mathcal{Z}}$ ij.

Faites du tout une poudre fine que vous ré- duirez en pâte avec un peu d'eau bouillante.

On formera de cette pâte de petits rouleaux ou trochiſques très-menus que l'on enfermera lorſ- qu'ils ſeront ſecs.

ARTICLE XVIII.

Des Gargarismes.

GARGARISME RAFRAICHISSANT.

℞. Tisane aigrelette. . . . . ℥ xij.
Nitre purifié. . . . . ʒ j.
Vinaigre fort. . . . . . . }
Miel blanc. . . . .} $\overline{aa}$ . . . ℥ j.

pour faire un gargarisme f. a.

GARGARISME MATURATIF.

℞. Lait de vache. . . . . *p.* ß.
Figues grasses coupées en quatre. n.º ij.
Racine de Guimauve coupée par
    tranches. . . . . ℥ ß.

*Faites bouillir le tout ensemble; jetez-y
une pincée de Graine de Lin, retirez du
feu, & ajoûtez-y après la colature*

    Hydromel simple. . . . . . . ℥ vj.

GARGARISME
POUR LES ULCÈRES DE LA BOUCHE.

R'. Orge entier. . . . . ℥ ſs.
Roſes rouges. . . . . ʒ iij.
Feuilles de Ronces.. . . . .⎰
E'corces d'Orme récentes. .⎱ $\overline{aa}$... ʒ ij.

Faites bouillir le tout dans une pinte &
demi-ſeptier d'eau réduite à une pinte,
diſſolvez dans la colature

Alun de Roche. . . . . ʒ j.
Miel blanc. . . . . ℥ j.
Teinture de Cachou...⎰
Eſprit de Vitriol. . . .⎱ $\overline{aa}$ *gutt.* xxx.

GARGARISME ANTISCORBUTIQUE.

R'. De la décoction faite pour le Gar-
gariſme précédent. . . . . . *p.* j.
Cochlearia frais. . . . . . . *man.* ij.
Creſſon de fontaine. . . . . *man.* j.
Alun en poudre. . . . . ʒ j.
Sel ammoniac. . . . . ʒ ſs.

Verſez la décoction bouillante ſur ces
drogues, couvrez le vaiſſeau: lorſque la

liqueur sera refroidie, coulez-la avec ex-
pression, & ajoûtez-y

  Eau de vie camphrée. . . . . . . ℥ ij.
  Teinture de Myrrhe. . . . . . . ʒ ß.

EAU D'ALUN POUR GARGARISER.

℞. Eau bouillante. . . . . ℔ j.
  Alun de roche. . . . . ℥ ß.
  Miel. . . . . ℥ ij.

Ecumez promptement la liqueur, puis coulez.

ARTICLE XIX.

Des Cataplasmes.

CATAPLASME MATURATIF.

℞. Farines de Lin. . . . . . . } $\overline{aa}$... ℥ j.
      de Fenu-grec. . .}
      de Seigle. . . . . ℥ ß.
Miel commun. . . . . ℥ j.

Humectez peu à peu les farines avec la décoction émolliente commune ; cuisez-les à petit feu : puis lorsqu'elles seront cuites, ajoûtez-y le Miel. Selon le besoin, sur quatre onces de ce cataplasme on ajoûtera

Onguent des Résines. . . . . . ℥ j.

CATAPLASME ANTIPLEURÉTIQUE.

℞. Poivre noir en poudre. . .} $\overline{aa}$.. ʒ iij.
    Gingembre en poudre. . .}

Mêlez le tout avec un blanc d'œuf que l'on étendra sur de l'étoupe, pour poser sur l'endroit douloureux.

CATAPLASME POUR LA SQUINANCIE.

℞. Terre grasse en poudre. . . . . . ℥ iv.
Farine de graine de Lin...⎰
Vinaigre de vin. . . . . .⎱ $\overline{aa}$... ℥ j.
Huile de Lin. . . . . *ſ. q.*

Faites ce mélange à froid ſ. a. pour un ca-
taplaſme.

CATAPLASME
POUR L'INFLAMMATION DES YEUX.

℞. De la Pulpe de Poires ou de
Pommes molles, environ une
bonne cuillerée.

Camphre pulvériſé avec le ſucre
à parties égales. . . . . . . *gr.* **vj.**

Vous en formerez un cataplaſme rafraîchiſſant.

N.ᵃ *Au défaut de ces fruits, on prendra*
de la Pulpe cuite de Concombre ou de
Citrouille; & lorſque ces fruits man-
queront, on aura recours à la Pulpe de
Prunes ou de Caſſe.

ARTICLE XX.

Des Collyres, Linimens, Onguens & Emplâtres.

COLLYRE ou EAU POUR LES YEUX.

℞. Couperose blanche. . . . . ℥ ij.
Iris de Florence en poudre fine. . . ʒ j.
Camphre. . . . . *gr.* xij.
Antimoine lavé & broyé au
    porphyre. . . . . } $\overline{aa}$. . . ʒ ß.
Céruse lavée. . . . . . .
Eau de neige ou de rosée.. . . . . *p.* j.

Agitez bien le tout pour s'en servir au besoin.

EAU BLEUE POUR LES YEUX.

℞. Eau de Chaux. . . . . ℔ j.
Sel ammoniac. . . . . ℈ j.

Mettez le tout dans un vaisseau de cuivre rouge bien net, & l'y laissez jusqu'à ce que la liqueur ait pris une couleur bleue.

LINIMENT POUR LE RHUMATISME.

℞. Huile de Lin. . . . . . .⟩
Essence de Térébenthine. . .⟩ $\overline{a\,a}$... ℥j.
Esprit de vin camphré. . .⟩
    Esprit volatil de Sel ammoniac. . . . ℥j.

à garder dans une bouteille bien bouchée.

LINIMENT POUR LES HÉMORRHOIDES.

℞. Onguent digestif résineux.⟩ $\overline{a\,a}$.
Populeum. . . . .⟩
    Huile de Lin. . . . . ſ. q.

Pour liquefier les deux onguens par la trituration au mortier, ajoûtez ſur chaque once de ce mélange.

    Teinture d'Opium. . . . gutt. xxv.

LINIMENT POUR LA BRUSLURE.

℞. Eau de Chaux, première. . .⟩ $\overline{a\,a}$.
    Huile de Noix. . . . . .⟩

Agitez le tout dans une bouteille à demi-remplie, pour qu'il ſe forme un liniment ou nutritum *blanc que l'on prépare & emploie ſur le champ.*

    N.ª *Au défaut d'Eau de Chaux, on*

diffoudroit du Savon blanc dans l'eau bouillante f. q. pour la ternir & lui donner une couleur blancheâtre.

On ajoûtera fur chaque livre de cette eau

Huile de Noix. . . . . ℥ iv.

On mettra le tout dans une bouteille, & on l'agitera, quand on voudra l'employer, pour en former un liniment.

BAUME UNIVERSEL & NERVAL.

℞. Feuilles de Sauge fraîchement
cueillies. . . . . ℥ xij.

Feuilles d'Abfynthe. . . . ⎫
de Rue. . . . . . ⎬ $\overline{aa}$ ℥ iv.
de Baume de jardin. ⎭

Fleurs de Lavande sèches. . . ℥ j. ß.

Huile d'Olive. . . . . ℔ iv.

Les plantes feront coupées menu & infufées dans l'huile auffi long-tems qu'il faudra pour les amortir à une chaleur très-douce, fans que l'huile bouille. Alors on coulera le tout en exprimant fortement les herbes dans un linge mouillé. On chauffera cette huile b. m. & on y ajoûtera

Cire jaune coupée en petits morceaux. . . . . ℥ xij.

Colophone. . . . .⎫
Poix de Bourgogne coupée⎬ $\overline{a\,a}$.. ℔ ij.
menu. . . . .⎭

On facilitera la fonte en remuant avec un bâton ; le tout étant bien fondu, on le coulera au travers d'un tamis dans une terrine vernissée.

Lorsque cette liqueur commencera à refroidir, il faut continuellement la remuer, & y joindre peu à peu

Essence de Térébenthine. . . ℥ iv.

Il faut alors plonger le fond de la terrine dans de l'eau fraîche pour la refroidir plus promptement, sans cesser de remuer la matière, afin qu'il ne s'y forme point de grumeaux. On enfermera ensuite ce baume dans un pot bien couvert, pour le conserver.

Il convient aux brûlures, aux tressaillemens de nerfs, aux foulures, aux rhumatismes, aux douleurs vagues, gonflement des articles, &c.

BAUME ACOUSTIQUE.

℞. Huile d'Amandes amères...⎫
Suc d'Oignons blancs. . .⎬ $\overline{a\,a}$ .. ℥ j.
Teinture d'Opium. . . . *gutt.* xxx.

Mêlez s. a. pour y tremper du coton qu'on mettra dans l'oreille.

ONGUENT

ONGUENT DIGESTIF ORDINAIRE.

℞. Baume d'Arcœus. . . . .⎫
Térébenthine commune. . .⎬ $\overline{aa}$... ℥ ij.
Huile d'*Hypericum*. . . .⎮
Basilicum. . . . .⎭

Faites fondre le tout ensemble à une douce chaleur.

> N.ᵃ *On y ajoûtera, suivant les cas, de l'onguent de Stirax, même de la teinture de Myrrhe & d'Aloès.*

ONGUENT DIGESTIF RÉSINEUX.

℞. Poix de Bourgogne bien nette. . . ℥ j.
Grosse Térébenthine. . . . . . ʒ vj.
Huile de Térébenthine commune. ʒ ß.
Huile de Lin. . . . . ʒ iij.
Suif de mouton. . . . . ʒ ij.

Cassez la Poix en très-petits morceaux, mettez-la dans une bassine couverte b. m. joignez-y la Térébenthine; lorsqu'elle aura enduit la Poix, ajoutez-y l'huile de Térébenthine, couvrez le vaisseau pour que la superficie des matières ne se refroidisse point, puis remuez sans cesse avec la spatule, pour bien liquefier le tout : enfin incorporez-y le Suif coupé en morceaux, la lente chaleur qui peut le ramollir suffisant pour le mélanger.

ONGUENT OPHTHALMIQUE.

℞. Céruse lavée. . . . . ℥ iij. ß.
Antimoine préparé & lavé. . . *gr.* vj.
Beurre frais. . . . . ℥ ij. ß.

Mélangez le tout au mortier de marbre avec un pilon de bois, & conservez cet onguent.

EMPLATRE VESSICATOIRE.

℞. Cantharides en poudre. . . . . ℥ ij.
Pâte fermentée, animée de Vinaigre fort. . . . . *f. q.*

Faites-en une masse f. a. On peut, pour donner plus de liaison à la masse, y ajoûter un peu de grosse Térébenthine.

EMPLATRE DE CÉROINE.

℞. Résine. . . . . ℔ ij. ℥ viij.
Poix noire. . . . .
Bol commun lavé. . . . . } $\overline{aa}$... ℥ x.
Cire jaune. . . . . ℥ xij.
Suif de Mouton net. . . . . . ℥ iv.

Myrrhe en poudre.. . . . .⎫
Encens commun. . . . . . . ⎬ $\overline{a\,a}$... ℥ ij.
Minium paſſé ſans gru- ⎭
meaux. . . . .

Mêlez le tout enſemble, & faites-le fondre à une chaleur très-douce pour en former une maſſe d'emplâtre.

Fin des Formules.

TABLE
du contenu en ce Volume.

Tisane

Fin de la Table.

9 782329 770536